Christian Djoussé Ngnimpa

Notification des Événements Indésirables en Pharmacovigilance

Christian Djoussé Ngnimpa

Notification des Événements Indésirables en Pharmacovigilance

Connaissances, Attitudes et Pratiques des Professionnels de Santé sur la Notification en Pharmacovigilance

Presses Académiques Francophones

Imprint
Any brand names and product names mentioned in this book are subject to trademark, brand or patent protection and are trademarks or registered trademarks of their respective holders. The use of brand names, product names, common names, trade names, product descriptions etc. even without a particular marking in this work is in no way to be construed to mean that such names may be regarded as unrestricted in respect of trademark and brand protection legislation and could thus be used by anyone.

Cover image: www.ingimage.com

Publisher:
Presses Académiques Francophones
is a trademark of
International Book Market Service Ltd., member of OmniScriptum Publishing Group
17 Meldrum Street, Beau Bassin 71504, Mauritius

Printed at: see last page
ISBN: 978-3-8416-3393-4

Zugl. / Agréé par: Yaoundé, Université de Yaoundé 1, FMSB, 2014

Copyright © Christian Djoussé Ngnimpa
Copyright © 2015 International Book Market Service Ltd., member of OmniScriptum Publishing Group
All rights reserved. Beau Bassin 2015

SOMMAIRE 1
DEDICACES 4
REMERCIEMENT 5
LISTE DU PERSONNEL ENSEIGNANT ET ADMINISTRATIF 7
R E S U M E 17
LISTE DES ABREVIATIONS 21
LISTE DES TABLEAUX 22
INTRODUCTION 24
Chapitre 1 REVUE DE LA LITTERATURE 26
   1.1.   Revue sur les médicaments 27
   1.2.   Risques associés à l'utilisation des médicaments 28
      1.2.1.   Effet indésirable et toxicité 28
      1.2.2.   Interactions médicamenteuses 29
      1.2.3.   Echecs thérapeutiques 29
      1.2.4.   Erreurs médicamenteuses 30
   1.3.   Méthodes de détection des risques 30
      1.3.1.   Méthodes de détection pendant la phase Préclinique de développement des médicaments 30
      1.3.2.   Méthodes de détection pendant la phase clinique de développement des médicaments 31
      1.3.3.   Méthodes de Détection des risques post-AMM 31
   1.4.   Revue sur la pharmacovigilance 33
      1.4.1.   Aspects historiques de la pharmacovigilance 33
      1.4.2.   Organisation et fonctionnement de la Pharmacovigilance au Cameroun 34
   1.5.   But et Champs d'applications de la Pharmacovigilance 36

1.5.1. But 36

1.5.2. Champs d'applications 36

1.6. Les acteurs de la pharmacovigilance et leurs pôles 38

1.7. Méthodes opérationnelles en pharmacovigilance 41

1.7.1. La surveillance passive 42

1.7.2. Recueil intensif des effets indésirables médicamenteux 43

1.7.3. Surveillance active 43

1.7.4. Etudes observationnelles comparatives……………………………….45

1.8. Notification et sous-notification……………………………………….....47

1.8.1. La notification…………………………………………………………..47

1.8.2. La sous-notification…………………………………………………….49

1.9. Les forces et faiblesses du processus de notification spontanée en pharmacovigilance……………………………………………………………..51

Définitions des termes…………………………………………………………53

Chapitre 2 : CADRE DE LA RECHERCHE………………………………...55

2.1. Justification de l'étude……………………………………………………...56

2.2. Questions de recherche…………………………………………………….56

2.3. Objectifs……………………………………………………………………57

2.4. Matrice de dimensions……………………………………………………..58

2.5. Liste des variables………………………………………………………….59

2.6. Intérêt de la recherche……………………………………………………...59

2.7. Cadre théorique……………………………………………………………60

Chapitre 3 : METHODOLOGIE……………………………………………...61

3.1. Type d'étude………………………………………………………………..62

3.2. Lieu d'étude………………………………………………………………..62

3.3. Population d'étude..62

3.4. Echantillonnage...63

3.5. Outils de collecte des données..64

3.6. Procédure...64

3.7. Gestion et analyse des données...64

3.8. Considération éthique..65

Chapitre 4 : RESULTATS.. 66

4.1 Caractéristiques générales de l'échantillon...................................68

4.2 Evaluation des connaissances des professionnels en pharmacovigilance......72

4.3 Attitudes des PS face à l'activité de notification.............................81

4.4 Pratiques relatives à la pharmacovigilance....................................83

4.5 Autres résultats : Mise en œuvre d'un bulletin de pharmacovigilance.......... 87

Chapitre 5 : DISCUSSION... 88

CONCLUSION... 95

Recommandations... 97

REFERENCES... 98

ANNEXES..106

DEDICACES

A ma famille

REMERCIEMENTS

Au Seigneur tout puissant : Toi sans qui aucune œuvre humaine n'est possible, toi qui m'a comblé de ta grâce, nourri de la parole et fortifié par ton Esprit Saint.

Au Professeur Maurice NKAM, d'avoir accepté de superviser ce travail. Puisse Dieu vous accorder un prompt rétablissement.

Au Professeur FOKUNANG Charles, pour la codirection, les conseils et le soutien.

Au Docteur Valentine NDIKUM, pour la codirection et l'orientation donnée à ce travail, de la disponibilité, l'encadrement chaleureux que vous m'avez apporté tout au long de ce long cursus à la FMSB. Merci d'être un guide pour moi.

Aux Docteurs Estella FOKUNANG et Marie José ESSI: Merci d'avoir codirigé ce travail, de la disponibilité et les corrections apportées.

A mes parents, Mr NGNINPA André Roger et Mme NGNINPA née SONWA Odette, tous mes frères et sœurs Alain, Caroline, Armand, Chanceline, Aristide, Nadine et Léocadine : merci de votre soutien et de votre amour.

A Mr et Mme KENMEUGNE : merci pour vos conseils, votre esprit protecteur et maternel envers ma modeste personne, merci pour votre générosité.

Aux familles TAYA, TEMCHING, TCHINDA, KEMKA, KEMEUGNE, AWATIO, TIAKOU, KOUABONG : merci pour votre soutien.

Au Docteur FEKA Stella : merci pour tout ce que vous faites pour moi, merci pour votre esprit maternel, merci pour vos conseils et votre générosité, merci de m'avoir adopté. Puisse le seigneur vous accorder longue vie afin que plusieurs autres de ses enfants aient la chance que j'ai de vous connaître.

A Mme KEBBY ENANGA et tout le personnel de la Pharmacie Caméric : merci pour votre soutien.

Au Docteur FOUOGUE TSUALA Jovanny : merci pour les corrections apportées à ce travail, merci de toujours essayer de m'inculquer le sens du travail opiniâtre. Merci grand frère et ami, pour tout ce que tu fais pour moi. Puisse le Seigneur te le rendre au centuple.

A Mr TCHANGOU Christopher : merci d'avoir été indulgent et d'avoir accepté subir une pression supplémentaire du fait de mes exigences et de mes multiples sollicitations.

Au Docteur Aimé DJITAFO, merci pour les conseils et la documentation.

Aux Docteurs POLA YISSIBI Émilienne, LOUDANG Marlyse, ABONG Thérèse, ATEUDJIEU Jérôme et Karen KENGNE K., merci pour les conseils et les encouragements.

A tous mes amis, Anicet, Peggy, Aboubacar, Boris, Ghislain, Arnaud, Eric, Marie Yollande, Joan, Moïse, Cédric, Martial, Bradaris, Arnaud, Martine, Léa, Emmanuel, Nadine, Jessica, Magalie, Olive, Mireille, Odette, Manélontsi et tous les autres : merci pour tout les moments passés ensemble.

A Mlle MENDO Edwige Laure, merci pour ton amitié sincère, le réconfort que tu m'as apporté pendant la réalisation de ce travail à travers ton sens de l'humour et ta « positive attitude ». Merci pour les encouragements et pour les bons moments partagés ensemble. Comme j'ai souvent eu envie de te dire, « ne bouge rien ne change pas, on n'en fait pas beaucoup comme toi ».

A tous les Professionnel de Santé qui ont accepté de participer à l'étude.

LISTE DU PERSONNEL ENSEIGNANT ET ADMINISTRATIF DE LA FACULTÉ DE MÉDECINE ET DES SCIENCES BIOMÉDICALES

Année académique 2013/2014

1. Personnel administratif

Pr. EBANA MVOGO CÔME	Doyen
Pr. ZE MINKANDE Jacqueline	Vice-Doyen chargé de la programmation et du suivi des activités académiques
Pr. KOKI NDOMBO Paul	Vice-Doyen chargé de la Recherche et de la Coopération
Pr. NJAMNSHI Alfred Kongnyu	Vice-Doyen chargé de la Scolarité, des Statistiques et du Suivi des étudiants
Pr. NKO'O AMVENE Samuel	Coordonnateur Général du cycle de spécialisation
Pr. NGANDEU Madeleine	Chef de Division des Affaires, de la Scolarité et de la Recherche
Mme MEDOUA BALLA Marlyse	Chef de la Division des Affaires Administratives et Financières
Mme ASSEMBE Pauline	Chef de service Financier
M. BOUDJIKO YOUKEKA Pierre	Chef de service de l'Administration Générale et du Personnel
Dr. NDI AMOUGOU Stéphane	Chef de service de la Scolarité et

	des Statistiques
M. AKOLATOU MENYE Augustin	Chef de service du matériel et de la Maintenance
Mme ASSAKO Anne	Chef de service des Diplômes, des Programmes d'enseignement et de la Recherche
Mme ANDONG Elisabeth	Bibliothécaire en chef
Mme FANDIE	Comptable Matières

2. Personnel enseignant

a) **Professeurs**

1. ABENA OBAMA Marie Thérèse — Pédiatrie
2. ANGWAFO III FRU — Chirurgie/Urologie
3. ASONGANYI TAZOACHA — Biochimie/Immunologie
4. BELLA HIAG Assumpta — Ophtalmologie
5. BINAM Fidèle — Anesthésie/Réanimation
6. DJIENTCHEU Vincent de Paul — Neurochirurgie
7. EBANA MVOGO Côme — Ophtalmologie
8. ESSAME OYONO Jean-Louis — Anatomie/Pathologique
9. ESSOMBA Arthur — Chirurgie Générale
10. FOMULU Joseph Nelson — Gynécologie/Obstétrique
11. GONSU FOTSIN Joseph — Radiologie/Imagerie Médicale
12. KASIA Jean Marie — Gynécologie/Obstétrique
13. KINGUE Samuel — Médecine Interne/Cardiologie
14. KOULLA Sinata Shiro — Microbiologie/Maladies infectieuses
15. KUABAN Christopher — Médecine Interne/Pneumologie
16. LEKE Rose — Parasitologie/Immunologie

17. MBANYA Dora	Hématologie
18. MBANYA Jean Claude	Médecine Interne/Endocrinologie
19. MBONDA Elie	Pédiatrie
20. MOYOU SOMO Roger	Parasitologie
21. NDJITOYAP NDAM Elie Claude	Médecine Interne/Gastro-entérologie
22. NDJOLO Alexis	O. R. L. Neurophysiologie Clinique
23. NGADJUI TCHALEU Bonaventure	Pharmacognosie et Chimie Pharmaceutique
24. NGOGANG Jeanne	Sciences Physiologiques/Biochimie
25. NJAMNSHI Alfred Kongnyu	Médecine Interne /Neurologie/
26. NKO'O AMVENE Samuel	Radiologie/Imagerie Médicale
27. NOUEDOUI Christophe	Médecine Interne/Endocrinologie
28. SOSSO Maurice Aurélien	Chirurgie Générale
29. SOW Mamadou	Chirurgie/Urologie
30. TAKONGMO Samuel	Chirurgie Générale
31. TETANYE EKOE	Pédiatre
32. ZE MINKANDE Jacqueline	Chirurgie/Anesthésie/Réanimation

b) **Maîtres de Conférences**

1. ADIOGO Dieudonné	Microbiologie
2. AFANE ELA Anatole	Anesthésie/ Réanimation
3. AFANE ZE Emmanuel	Médecine Interne/Pneumologie
4. ASONGALEM Emmanuel ACHA	Pharmacologie
5. ATCHOU Guillaume	Physiologie Humaine
6. BAHEBECK Jean	Chirurgie Orthopédique
7. BELLEY PRISO Eugène	Gynécologie/Obstétrique

8.	BENGONDO MESSANGA Charles	Stomatologie
9.	BEYIHA Gérard	Anesthésie/Réanimation
10.	BISSEK Anne Cécile	Médecine Interne/Dermatologie
11.	BIWOLE SIDA Magloire	Médecine Interne/Gastroentérologie
12.	BOB'OYONO Jean Marie	Anatomie/Chirurgie pédiatrique
13.	DONG A ZOCK	Biophysique / Médecine nucléaire
14.	ELLONG Augustin	Ophtalmologie
15.	ELOUNDOU NGAH Joseph	Chirurgie/Neurochirurgie
16.	ESSOMBA Claudine	Pharmacognosie et Chimie Pharmaceutique
17.	EYENGA Victor Claude	Chirurgie/Neurochirurgie
18.	FEWOU Amadou	Anatomie Pathologie
19.	FOKUNANG Charles	Pharmacotoxicologie /Pharmacocinétique
20.	FOUDA Pierre	Chirurgie/Urologie
21.	KOKI NDOMBO Paul	Pédiatrie
22.	LUMA Henry NAMME	Bactériologie/Virologie
23.	MASSO MISSE Pierre	Chirurgie Générale
24.	MBOPI KEOU François-Xavier	Bactériologie/Virologie
25.	MBOUDOU Emile Télesphore	Gynécologie/Obstétrique
26.	MBU ENOW Robinson	Gynécologie/Obstétrique
27.	MONEBENIMP Francisca	Pédiatrie
28.	MOUELLE SONE Albert	Radiothérapie
29.	MOUKOURI Ernest	Ophtalmologie
30.	MOUSSALA Michel	Ophtalmologie
31.	MPONDO MPONDO Emmanuel	Pharmacotoxicologie et Pharmacocinétique
32.	NANA Philip NJOTANG	Gynécologie/Obstétrique
33.	NDOM Paul	Médecine Interne/Oncologie
34.	NGOWE NGOWE Marcellin	Chirurgie Générale
35.	NJOCK Richard Fiacre	O. R. L.
36.	NJOYA Oudou	Médecine Interne/Gastro-entérologie

37.	NKAM Maurice	Physiologie/Pharmacologie
38.	OKOMO ASSOUMOU Marie Claire	Bactériologie/Virologie
39.	ONDOBO ANDZE Gervais	Chirurgie Pédiatrique
40.	ONGOLO ZOGO Pierre	Radiologie/Imagerie médicale
41.	OYONO ENGUELLE Samuel	Physiologie Humaine
42.	SINGWE Madeleine épse NGANDEU	Médecine Rhumatologie
43.	TAKOUGANG Innocent	Santé Publique
44.	TANYA née NGUTI KIEN Agatha	Nutrition Thérapeutique
45.	YOMI Jean	Radiothérapie.

c)- **Chargés de Cours**

1.	AHANDA ASSIGA	Chirurgie Générale
2.	AMA MOOR Vicky Joceline	Biochimie
3.	ANKOUANE Andolou	Médecine Interne /Gastro-entérologie
4.	ASHUNTANTANG Gloria	Médecine Interne/Néphrologie
5.	BILLONG Serges Clotaire	Santé Publique
6.	CHELO David	Pédiatrie
7.	CHETCHA CHEMEGNI Bernard	Microbiologie/Hématologie
8.	CHIABI Andreas	Pédiatrie
9.	DJOMOU François	ORL
10.	DOH BIT Julius	Gynéco-obstétrique
11.	EPEE Emilienne	Ophtalmologie
12.	ESIENE Agnès	Chirurgie/Anesthésie/Réanimation
13.	ESSI Marie-Josée	Anthropologie médicale/Santé Publique
14.	ETOM EMPIME	Neurochirurgie
15.	ETOUNDI MBALLA Georges Alain	Médecine Interne/Pneumologie
16.	FARIKOU Ibrahima	Chirurgie orthopédique
17.	FOUEDJIO Jeanne	Gynéco-obstétrique
18.	FOUMANE Pascal	Gynéco-obstétrique

19. GONSU née KAMGA Hortense — Bactériologie
20. GUEDJE Nicole Marie — Pharmacognosie et Chimie Pharmaceutique
21. GUEGANG GOUJOU Emilienne — Neuroradiologie
22. GUIFO Marc Leroy — Chirurgie générale
23. HAMADOU BA — Médecine Interne /Cardiologie
24. HANDY EONE Daniel — Chirurgie
25. KABEYENE OKONO Angèle — Histo-Embryologie
26. KAGMENI Giles — Ophtalmologie
27. KAMGNO Joseph — Santé Publique /Epidémiologie
28. KAZE FOLEFACK François — Médecine Interne /Néphrologie
29. KECHIA Frederick AGEM — Microbiologie /Mycologie
30. KEMFANG NGOWA Jean Dupont — Gynéco-obstétrique
31. KOBELA née MBOLLO Marie — Pédiatrie
32. KOLLO Basile — Santé Publique
33. KOUOTOU Emmanuel Armand — Médecine Interne /Dermatologie
34. KUATE TEGUEU Calixte — Médecine Interne /Neurologie
35. LOBE Emmanuel — Médecine Interne/Néphrologie
36. MAH Evelyn MUNGYEH — Pédiatrie
37. MBASSI AWA Hubert Désiré — Pédiatrie
38. MENANGA Alain Patrick — Médecine Interne /Cardiologie
39. MENDIMI NKODO Joseph — Sc. morph/Anatomie pathologique
40. MINDJA EKO David — Chirurgie maxillo faciale
41. MOIFO Boniface — Radiologie/Imagerie
42. MONABANG ZOE Cathy — Radiologie/Imagerie
43. MOUAFO TAMBO Faustin — Chirurgie
44. NDONGO E. épse TORIMIRO J. — Sc. Physiologiques Biologie moléculaire
45. NGABA OLIVE Nicole — O.R.L.
46. NGAMENI Barthélémy — Pharmacognosie et Chimie Pharmaceutique

47.	NGO NONGA Bernadette	Chirurgie Générale
48.	NGOUNOU NOUBISSIE épse DOUALLA	Médecine Rhumatologie
49.	NGOUPAYO Joseph	Pharmacognosie et Chimie Pharmaceutique
50.	NGUEFACK épse DONGMO Félicité	Pédiatrie
51.	NGUEFACK Séraphin	Pédiatrie
52.	NGUEFACK TSAGUE Georges	Santé Publique/Biostatistiques
53.	NGUIDJOE Evrard Marcel	Pharmacotoxicologie /Pharmacocinétique
54.	NJOUMEMI Zakariaou	Santé Publique /Economie santé
55.	NKOA Thérèse	Microbiologie/Hématologie
56.	NKWABONG Elie	Gynéco-obstétrique
57.	NNANGA NGA	Pharmacie Galénique et Législation Pharmaceutique
58.	NTONE ENYIME Félicien	Médecine Interne/Psychiatrie
59.	ONDOA MEKONGO Martin	Pédiatrie
60.	ONGOTSOYI Angèle Hermine	Pédiatrie
61.	OWONO Didier	Ophtalmologie
62.	OWONO ETOUNDI Paul	Anesthésie-Réanimation
63.	PEFURA YONE Eric	Médecine Interne /Pneumologie
64.	PIEME Constant Anatole	Sciences Physiologiques /Biochimie
65.	PISOH Christopher	Chirurgie Générale
66.	SANDO Zacharie	Anatomie pathologique
67.	SOBNGWI Eugène	Médecine Interne/Endocrinologie
68.	TAYOU TAGNY Claude	Microbiologie/Hématologie
69.	TEBEU Pierre Marie	Gynéco-obstétrique
70.	TEMBE Estella épse FOKUNANG	Pharmacotoxicologie /Pharmacocinétique
71.	TOUKAM Michel	Microbiologie
72.	ZEH Odile Fernande	Radiologie/Imagerie Médicale

d) Assistants

1. AKABA Désiré — Sciences morphologiques/Anatomie
2. AZABJI KENFACK Marcel — Sciences Physiologiques
3. BETSEM A BETSEM — Biologie Clinique
4. GAMNE GUIADEM Cathérine M. — Médecine dentaire
5. KAMGA OLEN Jean pierre Olivier — Médecine Interne
6. MOULION NANA Albert — Chirurgie
7. NANA OUMAROU DJAM Blondel — Chirurgie
8. NDIKUM Valentine — Sc. Physiologiques/Pharmacologie
9. NGONO MBALLA épse ABONDO — Pharmacie Galénique et Législation
10. NNOMOKO née BILOUNGA Eliane — Anesthésie/Réanimation
11. NOKAM TAGUEMNE Marie Elvire — Médecine dentaire
12. NOUBI Nelly épse KAMGAING — Pédiatrie
13. NSEME ETOUCKEY Eric — Sc. Morphologiques/Médecine Légale
14. TABI OMGBA Yves — Pharmacotoxicologie/Pharmacocinétique
15. WAWO YONTA épse GUELA SIMO — Médecine Interne /Cardiologie

e)- Cycle des Etudes Biomédicales et Medico-sanitaires

Pr. BINAM Fidèle	Coordinatrice générale
Pr TANYA NGUTI KIEN	Coordinatrice général-adjointe
Pr ZE MINKANDE Jacqueline	Coordinatrice du cycle Médico-sanitaires

SERMENT DE GALIEN

Je jure,
en présence des maîtres de la faculté, des conseillers de l'ordre des pharmaciens et de mes condisciples :

D'honorer ceux qui m'ont instruit dans les préceptes de mon art et de leur témoigner ma reconnaissance en restant fidèle à leur enseignement ;

D'exercer, dans l'intérêt de la santé publique, ma profession avec conscience et de respecter non seulement la législation en vigueur, mais aussi les règles de l'honneur, de la probité et du désintéressement ;

De ne jamais oublier ma responsabilité et mes devoirs envers le malade et sa dignité humaine.

En aucun cas, je ne consentirai à utiliser mes connaissances et mon état pour corrompre les mœurs et favoriser des actes criminels.

Que les hommes m'accordent leur estime si je suis fidèle à mes promesses.
Que je sois couvert d'opprobre et méprisé de mes confrères si j'y manque.

Je le jure.

RESUME

Introduction

L'Organisation Mondiale de la Santé (OMS) définit la Pharmacovigilance comme la science ou l'ensemble d'activités relatives à la détection, l'évaluation, la compréhension et la prévention des risques d'effets indésirables (EI)Vou de tout autre problème lié aux médicaments. En effet, l'utilisation des médicaments expose à un certain nombre de risques parmi lesquels les effets indésirables. Ces effets indésirables sont responsables d'une morbidité et d'une mortalité importante. Dans le but de mieux gérer ces EI, les systèmes de santé ont optés pour la surveillance *postmarketing* ou pharmacovigilance. La pharmacovigilance est aujourd'hui reconnue par l'OMS comme un moyen efficace de gestion du risque médicamenteux après l'octroi de l'Autorisation de Mise sur le Marché (AMM). Cependant, les systèmes de pharmacovigilance des pays font face à la sous notification qui l'empêche de jouer pleinement son rôle. La cause de ce faible taux de notification est le plus souvent le manque d'information, conséquence d'une formation insuffisante des professionnels de la santé chargés de cette notification. C'est pourquoi nous avons mené une étude des Connaissance des Attitudes et des Pratiques (CAP) en vue de contribuer à l'amélioration de la notification à travers l'identification des besoins éducationnels des notificateurs.

Méthodologie

Il s'agissait d'une étude transversale descriptive qui s'est déroulée à l'Hôpital Central de Yaoundé, au Centre Hospitalier et Universitaire de Yaoundé, à l'Hôpital de District d'Efoulan et dans quelques officines du département du Mfoundi. Les hôpitaux ont été choisis de manière à ce que chaque niveau de la pyramide sanitaire soit représenté. Etait inclus dans notre étude tout professionnel exerçant dans l'une des structures choisies et cumulant au moins un an d'expérience professionnelle. L'enquête s'est faite à l'aide d'un questionnaire auto-administrable pré-testé. Pour les variables paramétriques, nous avons mesuré les tendances centrales par les moyennes et les variations par l'écart-type. Nous avons utilisé le test de chi carré pour mesurer la dépendance entre les variables.

Résultats

Un total de 188 professionnels de santé dont 50 (26,6%) médecins, 14 (7,4%) pharmaciens, 2 (1,1%) dentistes, 112 (59,6%) infirmiers et 10 (5,4%) sages-femmes a été enrôlé dans l'étude. Le sexe ratio homme/femme était de 3:7.

Quarante sept pour cent des praticiens étaient au courant de l'activité de notification des EIM au Cameroun. Quarante un pourcent des PS connaissaient l'existence du CNPV. Cinquante six pour cent des infirmiers et quarante pour cent de sages femmes n'avaient pas connaissance du système de notification des Evènements Indésirables Médicamenteux.

Le score de connaissances des 4/5 (78,2%) des PS de notre échantillon était faible avec 45 sujets/188 qui présentaient un niveau de connaissance très faible. Les pharmaciens présentaient un assez bon score moyen de connaissance (10,57/20). Il y avait une différence statistiquement significative entre le niveau de connaissances des pharmaciens d'une part et celui des autres PS d'autre part (valeur p = 0,021). Par contre il n'existait pas de différence statistiquement significative entre les PS exerçant dans les structures différentes ou de sexes différents.

Quatre vingt quatorze pour cent des répondants ont reconnu que la notification des EIM est nécessaire. Neuf praticiens sur dix (91%) pensent que cette activité doit être obligatoire. La majorité des PS interrogés souhaiteraient, s'ils arrivaient à notifier un EIM, recevoir du CNPV la conduite à tenir (62,8%) et/ou recevoir plus de détails sur l'évènement indésirable notifié (39,9%).

Cent cinquante cinq participants sur cent quatre vingt huit (155/188) avaient déjà été confrontés aux EI, mais seuls 38,1% (59/155) affirmaient avoir notifié l'effet indésirable diagnostiqué. Seules 1,7% (1/59) des notifications étaient faites au CNPV. L'absence de la fiche de notification des effets indésirables (70,4%) et l'ignorance du type d'EI à notifier (24,8%) étaient les principales raisons de non-notification données par les praticiens.

Conclusion : Les CAP des participants en notification des EIM était faibles. Le taux de notification des EIM était de 0,65%. La nécessité d'une formation continue des PS dans le domaine de la pharmacovigilance et une meilleure organisation du CNPV semblent être les points importants selon cette étude.

Mots clés : Attitudes, connaissances, effet indésirable, notification sponctanée, pharmacovigilance, pratiques, professionnels de santé, Yaoundé.

LISTE DES ABREVIATIONS

ADR : Adverse Drug Reaction

AMM : Autorisation de Mise sur le Marché

ATU : Autorisation Temporaire d'Utilisation

CAP : Connaissances Attitudes et Pratiques

CHU : Centre Hospitalier et Universitaire de Yaoundé

CNPV : Centre National de Pharmacovigilance du Cameroun

CSPV : Commission Spécialisée de Pharmacovigilance

DCI : Dénomination Commune Internationale

DPM : Direction de la Pharmacie, du Médicament et des Laboratoires

EI : Effet Indésirable

EIM : Evènement Indésirable Médicamenteux

GBPPV : Guide de Bonnes Pratiques de Pharmacovigilance au Cameroun

HCY : Hôpital Central de Yaoundé

HDE : Hôpital de District d'Efoulan

KAP : Knowledges, Attitudes and Practices

PV : Pharmacovigilance

RCP : Résumé des Caractéristiques du Produit

SIDA : Syndrome de l'Immuno Déficience Acquise

PED : Pays En voie de Développement

PS : Professionnel de santé

LISTE DES TABLEAUX

Tableau I : Matrice de dimensions...58

Tableau II : Critère d'appréciation du niveau de connaissance...........................65

Tableau III : Taux de réponse par groupe de professionnel................................67

Tableau IV Distribution selon la structure (lieu de recrutement).......................69

Tableau V: Distribution selon la profession et le lieu de service........................70

Tableau VI Distribution selon l'expérience professionnelle................................71

Tableau VII : Connaissances relatives à la notification des évènements indésirables médicamenteux..72

Tableau VIII : Connaissance du notificateur et de l'information à notifier............73

Tableau IX : Connaissances relatives aux modalités de notification et à la fiche jaune 74

Tableau X : Connaissances sur le type d'effet indésirable à notifier...................75

Tableau XI: Appréciation du niveau de connaissance des professionnels de santé ...76

Tableau XII : Appréciation du niveau de connaissance des PS en fonction du lieu de service...78

Tableau XIII : Influence de la fiche jaune sur les connaissances........................79

Tableau XIV : Sources d'informations sur les effets indésirables des médicaments..80

Tableau XV : Attitudes des Professionnels de Santé face à la notification des Evènements indésirables Médicamenteux..81

Tableau XVI : Attentes des professionnels de santé après la confirmation d'un effet indésirable notifié...82

Tableau XVII : Statistiques de notification des Evènements Indésirables Médicamenteux..83

Tableau XVIII : Pratiques des professionnels après diagnostique d'un effet indésirable..84

Tableau XIX : Lieu de déclaration des Effets Indésirables...................................85

LISTE DES FIGURES

Figure 1 : Organigramme de la pharmacovigilance au Cameroun 35

Figure 2: Distribution selon le sexe 68

Figure 3: Distribution selon le lieu de service 69

Figure 4: Distribution selon l'expérience professionnelle 71

Figure 5 : Connaissances sur le type d'effet indésirable à notifier 75

Figure 6 : Appréciation du niveau de connaissance des professionnels de santé 77

Figure 7 : Différentes sources d'information sur les effets indésirables des médicaments…. 80

Figure 8: Attentes des Professionnels de Santé après la confirmation d'un Effet Indésirable notifié 82

Figure 9 : Principaux obstacles à la notification 86

INTRODUCTION

La pharmacovigilance est une science ou un ensemble d'activités relatives à la détection, l'évaluation, à la compréhension et à la prévention des risques d'effets indésirables ou de tout autre problème liés aux médicaments(1) mis sur le marché à titre onéreux ou gratuit (intolérance aux médicaments, mésusage ou usage abusif, erreur thérapeutique, pharmacodépendance, antibio-résistance, effets sur la femme enceinte ou sur l'enfant, échec thérapeutique). Ces médicaments sont utilisés en thérapeutique pour la prévention et le traitement des maladies. Ils jouent un rôle majeur dans la prolongation de la durée de vie et l'amélioration de sa qualité(2). Mais leur utilisation expose aussi aux effets indésirables. Ces effets réduisent sensiblement la qualité de vie des patients, prolongent les séjours à l'hôpital et augmentent la mortalité(3). Lazarou et al. concluent en 1998 que les réactions adverses à elles seules, à l'exclusion des erreurs de médication, ont été responsables du décès de plus de 100 000 personnes en 1994 et qu'ils constituaient entre la quatrième et la sixième cause principale de décès aux Etats-Unis(4). Dans le but de détecter, évaluer, comprendre et prévenir ces effets indésirables, les systèmes de santé ont opté pour la surveillance *postmarketing* ou pharmacovigilance aujourd'hui reconnu par l'organisation mondiale de la santé comme moyen efficace de gestion du risque médicamenteux après l'octroi de l'Autorisation de Mise sur le Marché. Cependant, les systèmes de pharmacovigilance des pays font face à la sous notification qui l'empêche de jouer pleinement son rôle. Même dans les pays où la pharmacovigilance est bien organisée on évalue parfois à moins de 10% le taux de notification(5). Les raisons de ce faible taux de notification sont le plus souvent le manque d'information, conséquence d'une formation insuffisante des professionnels de la santé chargés de cette notification(3).

Aussi la présente recherche avait-elle pour objectif d'évaluer le besoin éducationnel (déficit d'information) des professionnels de santé sur la notification en pharmacovigilance. Spécifiquement, il s'agissait d'abord d'évaluer le niveau de connaissance des PS en matière de notification des Evènements Indésirables Médicamenteux, de rechercher les attitudes qui expliquent leur comportement face à l'activité de notification et d'évaluer leurs habitudes face à la pharmacovigilance.

Chapitre 1
REVUE DE LA LITTERATURE

1.1. Revue sur les médicaments

Selon l'OMS, on entend par médicament « Toute substance ou composition présentée comme possédant des propriétés curatives ou préventives à l'égard des maladies humaines ou animales ainsi que tout produit pouvant être administré à l'homme ou à l'animal, en vue d'établir un diagnostic médical ou de restaurer, corriger ou modifier leurs fonctions organiques ». C'est donc une substance chimique servant à modifier le fonctionnement de l'organisme dans un but médical. Les médicaments sont utilisés en pratique médicale de tous les jours pour guérir les maladies (ex : amoxicilline dans le traitement de l'angine non compliquée à streptocoque)(6), pour soulager les symptômes (ex : AINS dans la douleur de l'arthrite rhumatoïde), ou encore pour contrôler/stabiliser une fonction physiologique (ex : le metformine dans le traitement du diabète de type 2). Leur importance dans la thérapie est démontrée à suffisance par le soulagement apporté par certains d'entre eux dans des situations d'urgence (ex : salbutamol et crise aigue de l'asthmatique) ou dans l'amélioration des conditions et de l'espérance de vie (antirétroviraux (ARV) et infection VIH). Dès lors, On comprend aisément pourquoi plus de la moitié des subventions du Fond Mondial – principale source de financement de la lutte contre le syndrome de l'immunodéficience acquise (SIDA) dans les pays en voie de développement (PED) – est attribuée à l'approvisionnement en médicaments et produits médicaux. De même, de nouvelles sources de financement de la santé telles le plan présidentiel d'urgence de lutte contre le SIDA et l'initiative présidentielle de lutte contre le paludisme visent à rendre disponibles les médicaments (ARV et CTA (combinaisons thérapeutiques à base de l'artémisinine) indispensables à la lutte contre ces fléaux(7). Cependant, vus sur ce plan, on pourrait être tenté de considérer ces médicaments comme des « produits miracle ». Mais aussitôt que les risques liés à leur utilisation sont évalués, on trouve rapidement une raison de résister.

1.2. Risques associés à l'utilisation des médicaments
1.2.1. Effet indésirable et toxicité

Parmi les dangers auxquelles expose l'administration des médicaments chez l'humain se trouve en premier plan les effets indésirables (EI) et la toxicité. L'OMS définit un effet indésirable comme étant « Toute réponse à un médicament qui est nocive et non recherchée survenant à des doses normalement utilisées chez l'humain dans le but de prévenir, diagnostiquer ou traiter une maladie, ou pour modifier une fonction physiologique.». Les EI constituent le principal risque lié à l'utilisation des médicaments en thérapie humaine et animale. Lazarou et collaborateurs concluent en 1998 que les réactions adverses à elles seules, à l'exclusion des erreurs de médication, ont été responsables du décès de plus de 100 000 personnes en 1994 et qu'elles constituaient entre la quatrième et la sixième cause principale de décès aux Etats-Unis(4). Ils sont responsables de 5,3% des admissions à l'hôpital(8). La littérature décrit plusieurs classifications de ces EI dont les plus importantes en PV semblent être celles prenant en compte la gravité (un EI sera grave, sévère ou modéré) et les classifications basées sur la fréquence de survenu de l'EI considéré (un EI sera classé fréquent (fréquence >5%), occasionnel (entre 0,1% et 5%), rare (entre 1/10000 et 0,1%) ou très rare (fréquence <1/10000). On utilise habituellement plusieurs de ces classifications dans la qualification d'un EI. Ex : effet indésirable grave et très rare.

La toxicité quant à elle est la conséquence d'un surdosage. Un effet toxique est «tout effet consécutif à l'absorption de posologies excessives du médicament et survenant de façon constante chez tous les sujets ». Elle a pour causes, les empoisonnements (volontaire ou criminel), les erreurs médicamenteuses (ex : erreurs de posologie). La toxicologie clinique est la science médicale appliquée au diagnostic et au traitement correcteur des empoisonnements par surdosage médicamenteux et par intoxication non médicamenteuse (champignons vénéneux, hydrocarbures, etc.)(5). Elle est assurée par les centres antipoison dans les pays où ces derniers existent et par les centres nationaux de pharmacovigilance (CNPV) le cas échéant.

1.2.2. Interactions médicamenteuses.

Les interactions médicamenteuses sont des modifications de la pharmacodynamie et/ou de la pharmacocinétique d'un médicament résultant de la prise concomitante d'un traitement médicamenteux, d'un aliment ou de consommation d'alcool ou de tabac. L'expression désigne soit un mécanisme d'action, soit un effet découlant de ce mécanisme(5). Une interaction n'est pas toujours néfaste, elle peut être utile et recherchée à des fins thérapeutiques (interaction lopinavir/ritonavir), ou être indésirable (torsade de pointe sous terfénadine et érythromycine)(5). Une interaction potentielle ou avérée représente un risque à l'utilisation des médicaments quand elle est indésirable (délétère). La modification clinique résultant de la coadministration doit être cliniquement significative : ″Pour être retenue, une interaction doit avoir une traduction clinique significative, décrite et potentiellement grave, c'est-à-dire susceptible de provoquer ou majorer des effets indésirables, ou d'entraîner, par réduction de l'activité, une moindre efficacité des traitements″(6). Les interactions indésirables retenues doivent être prises en compte dans la prescription, et les monothérapies devraient être utilisées à chaque fois que cela est possible afin de limiter voire éviter les interactions délétères.

1.2.3. Echecs thérapeutiques

On parle d'échec thérapeutique quand le médicament indiqué et administré au sujet pour la prise en charge d'une maladie ne permet pas d'atteindre le but recherché. Les causes d'un échec thérapeutique sont diverses et peuvent être liées soit au patient (ex : non observance ; prédisposition génétique…), soit au médicament (mauvaise qualité, interactions…) ou encore être dues à une résistance de l'agent étiologique (ex : antibiorésistance). Les échecs thérapeutiques ne font pas partie du domaine d'intervention de la PV.

1.2.4. Erreurs médicamenteuses

L'erreur médicamenteuse est l'écart par rapport à ce qui aurait dû être fait au cours de la prise en charge thérapeutique médicamenteuse du patient. Elle représente l'omission ou la réalisation non intentionnelle d'un acte relatif à un médicament, qui peut être à l'origine d'un risque ou d'un événement indésirable médicamenteux pour le patient. Par définition, l'erreur médicamenteuse est évitable et peut survenir à différentes étapes du processus thérapeutique. En effet, elle peut être commise pendant la prescription ; la communication des ordonnances ; l'étiquetage des médicaments, leur emballage et leur dénomination ; leur préparation, leur délivrance et leur dispensation ; leur administration par un professionnel de santé ; l'information et l'éducation du patient ; le suivi thérapeutique ainsi que les modalités d'utilisation. Les erreurs médicamenteuses sont assez fréquentes (une fois sur 100 à une fois sur 10 à chacune des étapes du circuit sus citées) 1% de ces erreurs entraînent des évènements indésirables graves évitables(9). Les erreurs peuvent être de nature à engager la responsabilité pénale des auteurs. Leurs conséquences sont souvent dévastatrices et peuvent engager le pronostic vital du patient voire conduire à la fatalité. *Strengthening Pharmaceutical Systems* (SPS) dans *'Soutien aux programmes de pharmacovigilance dans les pays en développement : Une approche systémique.'* souligne l'impact de la sécurité des médicaments en s'exprimant dans ces termes : « Dans son influent rapport de 1999, l'Institut américain de Médecine estime que près de 98 000 personnes meurent chaque année dans les hôpitaux américains à la suite d'erreurs de médication, pour un coût pouvant atteindre 29 milliards de dollars par an »(10,11).

1.3. Méthodes de détection des risques

1.3.1. Méthodes de détection pendant la phase Préclinique de développement des médicaments

Lors des études précliniques, le candidat médicament est expérimenté in vivo sur des animaux, ou in vitro sur des cultures cellulaires, des prélèvements biologiques, ou encore ex-vivo sur des organes vivants isolés. Dans cette étape, les investigations de sécurité sont réalisées à travers des études systématiques de la toxicité aigue, subaiguë et chronique, la toxicité sur la fonction de reproduction (fertilité) l'embryogénèse, la mutagénèse et la cancérogénicité(5).

1.3.2. Méthodes de détection pendant la phase clinique de développement des médicaments

L'investigation des EI continue tout au long des études cliniques de phase I avec l'étude des effets secondaires et indésirables en fonction de la dose sur quelques dizaines de sujets sains, en phase II où la sécurité d'emploi à court terme est évaluée sur quelques centaines de patients souffrant de l'affection que le principe actif est supposé traité, et en études cliniques comparatives de phase III pendant laquelle le rapport sécurité d'emploi/efficacité à court, à moyen et à long terme est évalué. Dans cette dernière phase, le profil des effets indésirables les plus fréquents ainsi que les interactions médicamenteuses ayant une importance clinique et l'influence des facteurs tels que l'âge sont également étudiés.

1.3.3. Méthodes de Détection des risques post-AMM
1.3.3.1. Etudes Pharmaco-épidémiologiques

La pharmaco-épidémiologie peut être définie comme l'application des méthodes et concepts épidémiologiques à l'évaluation de l'efficacité et des effets indésirables des médicaments sur de grandes populations(12). Elle s'intéresse en premier lieu aux effets indésirables des médicaments (ainsi que les interactions) dont elle estime la fréquence et les facteurs de risques liés à la population étudiée. Elle a pour objectifs :

✓ L'identification des conditions réelles d'utilisation d'un médicament : Qui prescrit, qui utilise un médicament? A quelle dose ? Pendant combien de temps ? Dans quelles indications?

- ✓ L'estimation de la fréquence de la pathologie constituant l'indication d'un médicament ;
- ✓ L'estimation de la fréquence, de la distribution (temps, lieu, patients) et des caractéristiques d'un effet indésirable donné ou de plusieurs effets indésirables d'un médicament ;
- ✓ L'évaluation du risque de survenue d'un effet indésirable donné dans une population donnée, sur une période de temps déterminée.

La pharmaco-épidémiologie est donc une méthode de détection du risque après commercialisation qui utilise les études de cohorte et les études cas témoins pour mieux définir l'efficacité et les effets indésirables des médicaments sur une population beaucoup plus large de patients et estimer l'incidence des effets indésirables.

1.3.3.2. La pharmacovigilance

La pharmacovigilance est une science ou un ensemble d'activités relatives à la détection, l'évaluation, à la compréhension et à la prévention des risques d'effets indésirables (ou de tout autre problème) liés au médicament mis sur le marché à titre onéreux ou gratuit (intolérance aux médicaments, mésusage ou usage abusif, erreur thérapeutique, pharmacodépendance, antibio-résistance, effets sur la femme enceinte ou sur l'enfant, échec thérapeutique). La pharmacovigilance est donc la surveillance des effets indésirables des médicaments après leur mise sur le marché et pendant toute la durée de leur commercialisation. C'est une activité de veille sanitaire s'exerçant sur les médicaments bénéficiant d'une AMM, ainsi que sur ceux qui ont obtenu une autorisation temporaire d'utilisation (ATU).

Son outil principal pour l'acquisition de nouvelles connaissances sont la notification spontanée, la détection de signaux et l'enquête de pharmacovigilance(5). C'est un dispositif indispensable à la protection de la santé publique et doit pour cela être bien organisée, avoir un fonctionnement assorti et être comprise de tout professionnel de santé voire du public.

1.4. Revue sur la pharmacovigilance
1.4.1. Aspects historiques de la pharmacovigilance
1.4.1.1. Pharmacovigilance internationale

Plusieurs évènements catastrophiques ont contribué à la prise de conscience de la nécessité d'un système de surveillance des EI. Parmi lesquelles :

L'histoire de l'élixir de sulfanimide du docteur Calhoum - utilisé dans le traitement des infections aux streptocoques - dont le défaut de fabrication est à l'origine de plus de 100 décès dans plusieurs Etats des USA en 1937.

Le désastre de la thalidomide, avec la phocomélie observée chez les enfants nés de mères ayant reçu cet hypnotique non barbiturique mis sur le marché en 1956 et utilisé chez les femmes enceintes. La détection de plus de 7000 cas va motiver le retrait du marché en 1960 ; l'instauration de la carte jaune au Royaume Unie en 1964 fondée sur la déclaration passive des cas. On demande déjà aux médecins de signaler toute réaction soupçonnée d'être liée à des agents pharmaceutiques et notamment aux vaccins. Ce drame encourage également la mise en place dès 1968 du programme de l'OMS pour la pharmacovigilance internationale (WHO Drug Monitoring Center) installé d'abord à Washington, DC, puis transféré à Genève en 1970. Celui-ci deviendra plus tard l'actuel Centre Collaborateur de l'OMS sur la Pharmacovigilance installé à Uppsala en Suède.

1.4.1.2. Cas du Cameroun

L'engagement de l'Etat camerounais à mettre en place un système de PV est officialisé dès 1998 par le *Décret N° 98/405/PM du 22 Octobre 1998 fixant les modalités d'homologations des produits pharmaceutiques* (13) qui institue au sein de la Commission Nationale du Médicament, une Commission Spécialisée de Pharmacovigilance. La mise sur pieds du bureau de pharmacovigilance (qui joue le rôle du CNPV) se fera par le *décret N° 2002/209 du 19 Août 2002* organisant le

Ministère de la Santé Publique en son article 74 alinéa 10 (14). Le CNPV est alors logé au sein de la Direction de la pharmacie, du médicament et des laboratoires (DPM). Le lancement officiel dans les dix régions du pays sera autorisé par la *note de service N° D112-80/NSMSP/SG/DPM/SDNC/SLIP du 05 juin 2003*(15). Depuis Novembre 2010, le Cameroun est reconnu comme membre à part entière du système international de pharmacovigilance. Il existe aujourd'hui au sein de la DPM, un service de pharmacovigilance placé sous l'autorité d'un chef de service (16).

1.4.2. Organisation et fonctionnement de la Pharmacovigilance au Cameroun

1.4.2.1. Organisation, Fonctionnement et Organigramme

Le système de pharmacovigilance camerounais comprend les structures suivantes(17):

- ✓ La direction de la pharmacie, du médicament et des laboratoires (DPML) qui a en son sein un service des vigilances comprenant entre autres, un bureau de la pharmacovigilance jouant le rôle de centre national de la pharmacovigilance (CNPV) ;
- ✓ La commission du médicament qui comprend entre autres la commission spécialisée de pharmacovigilance (CSPV), instance officielle consultative chargée de soumettre à la décision du ministre de la santé publique des mesures d'ordre pratiques pour prévenir ou faire cesser des incidents et accidents dus à l'usage des médicaments et autres produits de santé ;
- ✓ Des centres régionaux de pharmacovigilance : ce sont des structures de pharmacovigilance placées au sein d'une formation sanitaire de 1er, 2e ou 3e catégorie, participant à l'organisation officielle et décentralisée de la pharmacovigilance ;
- ✓ Les professionnels de santé ;
- ✓ Le public/patients ;
- ✓ Les laboratoires pharmaceutiques et tout fabricant ou distributeur de médicament ou de produit de santé à usage humain (responsable de la mise sur le marché).

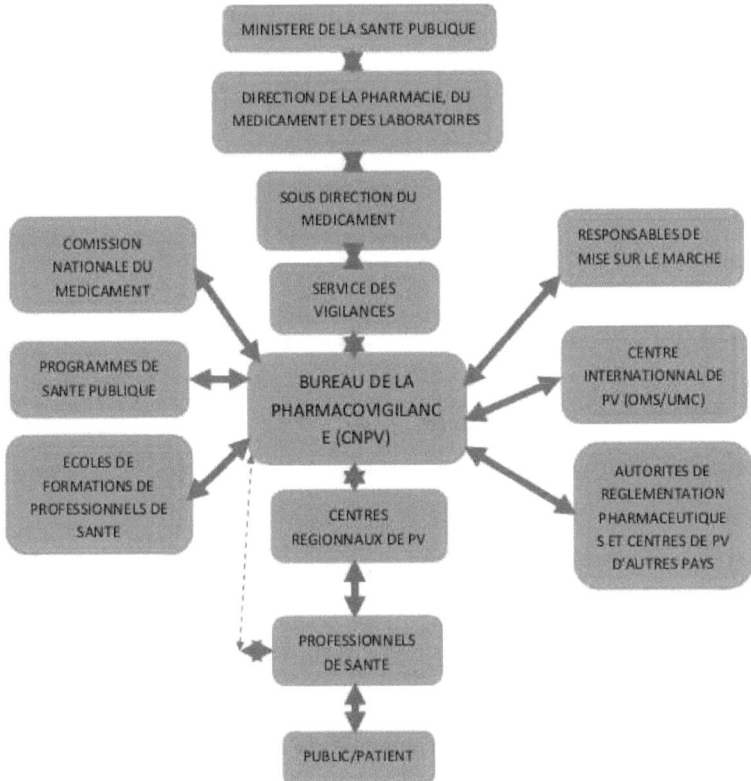

Figure 1 : Organigramme de la pharmacovigilance au Cameroun

source : Guide de Bonnes Pratiques de Pharmacovigilance au Cameroun(17)

1.5. But et Champs d'applications de la Pharmacovigilance

1.5.1. But

La PV dont l'objet est la surveillance du risque d'effet indésirable résultant de l'utilisation des médicaments et produits à usage humain, a pour but(17):

- l'utilisation rationnelle et en toute sécurité du médicament
- l'évaluation et la communication du rapport bénéfice/risque des médicaments mis sur le marché
- l'éducation et l'information des patients

1.5.2. Champs d'applications

La pharmacovigilance s'exerce sur une large gamme de produits à usage humain(17,18) :

- spécialité pharmaceutique : tout médicament préparé à l'avance, présenté sous un conditionnement particulier et caractérisé par une dénomination spéciale ;
- médicament générique : médicament ayant la même composition qualitative et quantitative en principe actif, la même forme pharmaceutique que le médicament princeps, et dont la bioéquivalence avec la spécialité de référence (princeps) est démontrée par des études de bioéquivalence appropriées.
- préparation magistrale : tout médicament préparé extemporanément en pharmacie selon une prescription destinée à un malade déterminé ;
- préparation hospitalière : tout médicament, à l'exception des produits de thérapie génique ou cellulaire, préparé selon les indications de la pharmacopée et en conformité avec les bonnes pratiques de laboratoire, en raison de l'absence de spécialité pharmaceutique disponible ou adaptée dans une pharmacie à usage intérieur d'un établissement de santé, ou dans l'établissement pharmaceutique de cet établissement de santé autorisé.
- préparation officinale : tout médicament préparé en pharmacie selon les indications de la pharmacopée et destiné à être dispensé directement aux patients approvisionnés par cette pharmacie ;

- produit officinal divisé : toute drogue simple, tout produit chimique ou toute préparation stable décrite par la pharmacopée, préparé à l'avance par un établissement pharmaceutique et divisé soit par lui, soit par la pharmacie d'officine qui le met en vente, soit par une pharmacie à usage intérieur ;
- médicament immunologique : médicament consistant en un allergène ou un vaccin, toxine ou sérum (tout agent utilisé en vue de provoquer une immunité active ou passive ou en vue de diagnostiquer l'état d'immunité) ;
- produit de thérapie cellulaire lorsqu'il est soumis à autorisation de mise sur le marché : produit biologique à effet thérapeutique issu de préparations de cellules vivantes humaines et animales;
- médicament radiopharmaceutique : tout médicament qui, lorsqu'il est prêt à l'emploi, contient un ou plusieurs isotopes radioactifs, dénommés radionucléides, incorporés à des fins médicales ;
- générateur : tout système contenant un radionucléide parent déterminé servant à la production d'un radionucléide de filiation obtenu par élution ou par toute autre méthode et utilisé dans un médicament radiopharmaceutique ;
- trousse : toute préparation qui doit être reconstituée ou combinée avec des radionucléides dans le produit radiopharmaceutique final ;
- précurseur : tout autre radionucléide produit pour le marquage radioactif d'une autre substance avant administration ;
- médicament homéopathique : tout médicament obtenu à partir de produits, substances ou compositions appelés souches homéopathiques, selon un procédé de fabrication homéopathique décrit par la pharmacopée européenne, la pharmacopée française ou, à défaut, par les pharmacopées utilisées de façon officielle dans un autre Etat;
- préparation de thérapie génique : tout médicament autre que les spécialités pharmaceutiques et les médicaments fabriqués industriellement, servant à transférer du matériel génétique et ne consistant pas en des cellules d'origine humaine ou animale ;

- préparation de thérapie cellulaire xénogénique : tout médicament autre que les spécialités pharmaceutiques et les médicaments fabriqués industriellement, consistant en des cellules d'origine animale et leurs dérivés utilisés à des fins thérapeutiques, y compris les cellules servant à transférer du matériel génétique, quel que soit leur niveau de transformation ;

- produit diététique qui renferme dans sa composition des substances chimiques ou biologiques ne constituant pas elles-mêmes des aliments, mais dont la présence confère à ces produits soit des propriétés spéciales recherchées en thérapeutique diététique, soit des propriétés de repas d'épreuves ;

- produit présenté comme supprimant l'envie de fumer ou réduisant l'accoutumance au tabac ;

- produit stable préparé à partir du sang et de ses composants, qui constitue un médicament dérivé du sang ;

- insecticide et acaricide destiné à être appliqué sur l'homme ;

- produits contraceptifs

1.6. Les acteurs de la pharmacovigilance et leurs pôles

1.6.1. Les notificateurs

Ce terme regroupe à la fois les professionnels de santé, les firmes pharmaceutiques, les patients et le public. Au Cameroun, les PS et les firmes pharmaceutiques ont **l'obligation** de notifier tous EI aux services habiletés(17).

Le rôle des PS en PV :

Tout professionnel de santé ayant constaté un effet indésirable grave ou inattendu susceptible d'être lié à un médicament ou produit de santé à usage humain mentionné ci-dessus, qu'il l'ait ou non prescrit ou dispensé, doit

1. En faire **obligatoirement** la déclaration immédiate dans un centre de pharmacovigilance;

2. Mettre à la disposition des centres toute information utile à l'évaluation de l'EI suspecté ;

3. Conserver tout les documents de base relatifs à la notification et informer les patients des déclarations les concernant ;

4. Coopérer avec les centres de pharmacovigilance dans le cadre d'enquêtes ou d'études ;

5. Se tenir informé et tenir compte des données de sécurité des produits qu'ils prescrivent, dispensent ou administrent.

6. Respecter les bonnes pratiques de publication décrites dans le gde de bonne pratique de pharmacovigilance du Cameroun.

Tout laboratoire ou organisme exploitant au Cameroun un médicament ou produit de santé à usage humain est tenu de :

1. Déclarer immédiatement au Ministre de la Santé Publique tout effet indésirable grave susceptible d'être dû à ce médicament ou produit qui lui a été signalé notamment par les personnes qui en font de l'information ou de la prospection.

2. Transmettre au Ministre de la Santé Publique un rapport présentant la synthèse des informations relatives à l'ensemble des effets indésirables qu'il a déclarés ou qui lui ont été signalés et de toutes les informations utiles à l'évaluation des risques et des bénéfices liés à l'emploi des médicaments ou produits qu'il exploite (Rapport périodique actualisé de pharmacovigilance) ;

La transmission du rapport susmentionné se fait :

- immédiatement sur demande ;

- semestriellement durant les dix huit (18) mois suivant la 1ère autorisation de mise sur le marché du médicament ou produit, ou sa modification lorsqu'elle est consécutive à un changement de composants, à de nouvelles indications thérapeutiques ou à de nouveaux modes d'administration;

- puis à chaque demande de renouvellement de l'AMM.

Pour toutes informations relatives à l'utilisation des médicaments ou tout autre produit de santé à usage humain, le Public peut contacter un CRPV ou la Direction de la Pharmacie et du Médicament (DPM)/Bureau de Pharmacovigilance

1.6.2. Le bureau national de la pharmacovigilance

Il a pour mission de surveiller, d'évaluer, de prévenir les risques potentiels ou avérés liés à l'utilisation des médicaments ou produits à usage humain et de promouvoir leur bon usage. Elle recueille les informations et assure une mission d'expertise(17). Pour ce faire il :

1. « Coordonne les activités des Centres Régionaux de pharmacovigilance ;

2. Organise et assure le secrétariat des réunions de la Commission Spécialisée de Pharmacovigilance ;

3. Collecte et constitue une base de données des effets indésirables conformément aux bonnes pratiques de pharmacovigilance ;

4. Veille à la vérification de l'imputabilité à un médicament de tout effet indésirable survenu sur le territoire national et porté à son attention ;

5. Veille à la conduite des enquêtes au sujet des informations recueillies ;

6. Communique aux différents Centres chargés de l'enquête toute information utile ;

7. Diffuse dans les meilleurs délais toute mesure prise en matière de Pharmacovigilance ;

8. Mène des actions de promotion de l'information et de la formation en pharmacovigilance.

9. Recueille les notifications et informations relatives aux effets indésirables des médicaments ou produits de santé à usage humain qui lui sont transmises par les CRPV, les établissements de santé ou, à titre individuel, par les professionnels de santé exerçant dans le pays, ou toute autre personne susceptible d'observer les effets indésirables liés à l'utilisation de ces produits;

10. Recueille les notifications et informations relatives aux effets indésirables des médicaments ou produits de santé à usage humain qui lui sont transmises par les programmes de santé publique;

11. Evalue et analyse les informations recueillies, en vue d'établir le lien de causalité entre l'effet indésirable observé et le médicament ou du produit de santé suspecté;

12. Informe le notificateur des suites données à sa notification ;

13. Contribue dans le Pays au développement de l'information en matière de pharmacovigilance et anime les activités de formation des praticiens ;

14. Contribue au progrès scientifique en matière de PV »

1.6.3. La réglementation

L'organe chargé de l'élaboration et/ou de l'application des lois et règlements visant à protéger la santé des consommateurs des produits pharmaceutiques joue son rôle dès l'enregistrement desdits produits. Il doit veiller à ce que les normes appliquées à l'enregistrement des nouveaux produits et la pharmacovigilance soient de nature à assurer la sécurité du patient(5). L'autorité de réglementation du médicament travaille en étroite collaboration avec les centres de PV qui doivent l'informer « dans les plus brefs délais des effets indésirables suspectés, particulièrement s'il s'agit d'un effet peu commun (c'est-à-dire non mentionné dans les caractéristiques légales du médicament) ou ayant un caractère de gravité »(19).

1.6.4. Medias et associations de consommateurs

Leur implication est très importante et permet en phase d'implémentation, de renforcer l'acceptation générale de la PV. Ils permettent aussi d'assurer une large diffusion de l'information à chaque fois qu'un évènement indésirable apparaît ou qu'une décision de PV est prise. Le CNPV devra rappeler à toute fin utile, les limites de telles informations. En effet, la vérification de l'imputabilité d'un EI à un médicament peut prendre plusieurs semaines voire plusieurs mois et dans certains cas, elle nécessite des études de cohortes. Le temps de cette vérification, éthique oblige, le public doit être prévenu en attendant les résultats de ces investigations(19).

1.7. Méthodes opérationnelles en pharmacovigilance

Il existe plusieurs méthodes applicables à la PV. Le choix de l'une ou l'autre méthode dépend du produit, de l'indication, de la population et du risque médicamenteux à étudier(20–22). Il revient aux investigateurs de choisir la méthode la plus appropriée et le plan le mieux adapté pour atteindre les résultats escomptés(22). Ces méthodes sont classées de manière suivante :

1.7.1. La surveillance passive
1.7.1.1. Notification spontanée

Une notification spontanée est une communication non sollicitée de la part des professionnels de santé ou des patients aux autorités réglementaires, aux organisations sanitaires (OMS, CNPV, centres antipoison...) ou à l'industrie pharmaceutique, décrivant la survenue d'un ou de plusieurs EI chez un patient traité par un ou plusieurs médicaments qui ne provient pas d'une étude ou d'un système de recueil systématique des données(22,23). C'est le pilier de la pharmacovigilance(3). C'est une méthode très utilisée bien que ne permettant pas toujours le recueil exhaustif de tous les cas observés. Elle doit remplir les fonctions de promotion, de recueil et d'évaluation (détection et l'analyse de signal et la fonction d'alerte)(5). Elle peut être une importante source d'informations notamment sur les sujets à risque, facteurs de risque et la présentation clinique de l'effet indésirable concerné. Le système de notification spontanée est particulièrement utile pour la détection des effets indésirables spécifiques, ayant une chronologie de survenue consécutive à la prise du médicament (cas du choc anaphylactique)(19). Considérée comme la pharmacovigilance au sens restreint(5)

1.7.1.2. Séries de cas

On entend par série de cas une série de notifications spontanées comparables concernant un médicament qui peut témoigner d'une association entre le médicament et un effet indésirable. Elles sont généralement utilisées pour générer les hypothèses et moins souvent pour démontrer l'association entre un EI et un médicament. Certains EIM sont souvent associés à un traitement médicamenteux, c'est le cas des chocs anaphylactiques, des agranulocytoses, de la nécrose épidermique toxique et du syndrome Stevens-Johnson. Par conséquent, une attention particulière et un suivi rapide des cas sont recommandés, quand ce genre d'évènements survient spontanément.

1.7.2. Recueil intensif des effets indésirables médicamenteux

C'est une méthode utilisée dans des structures comme les hôpitaux pour encourager et faciliter la notification spontanée par les PS de tous les EI d'un nouveau médicament ou sur une période limitée. Elle comprend entre autres, la notification en ligne (internet) des EIM et la stimulation systématique de la notification de tous les EI basée sur une méthode préétablie. Elle est très utile en phase précoce de commercialisation d'un médicament et permet dans ce cas de regrouper rapidement des informations précieuses sur la sécurité dudit médicament (EX : PEV et CNPV). Le recueil intensif des EIM doit être considéré comme une forme de notification spontanée. Les informations qu'elle génère ne permettent pas d'estimer le taux d'incidence des EI mais peuvent tout au moins permettre d'estimer le taux de notification(22,23).

1.7.3. Surveillance active

Contrairement à la surveillance passive, la surveillance active cherche à identifier tous les EI par une procédure organisée préétablie.. En général, les données obtenues lors des notifications individuelles sont plus fiables par rapport à celles obtenues d'une surveillance passive.

1.7.3.1. Programme de gestion du risque médicamenteux

Le suivi (avec une fiche de suivi par exemple) des patients traités par un médicament particulier dans le cadre d'un programme de gestion du risque médicamenteux est un exemple pratique de la surveillance active en post marketing précoce. Les patients recevant le médicament peuvent être invités à remplir un simple questionnaire et à donner leur autorisation pour les prochains contacts.

1.7.3.2. Sites sentinelles

La surveillance active peut aussi être effectuée à travers une consultation des rapports (dossiers) médicaux ou en interviewant les patients et/ou les prescripteurs sur un échantillon de site sentinelle pour garantir une récolte complète et fiable de données sur les EI survenus sur ce site. De telles études fournissent des informations importantes sur la spécificité d'un sous-groupe qui pourrait ne pas être obtenue par notifications spontanées. Mais cette méthode est plus susceptible aux biais de sélection). Le nombre réduit de patients et le coût élevé sont également des inconvénients de cette méthode.

1.7.3.3. Contrôle systématique des effets indésirables médicamenteux

Ici les patients sont identifiés à partir des bases de données informatiques de prescription médicamenteuse ou dans les serveurs des organismes d'assurance. Un questionnaire de suivi peut ensuite être envoyé aux patients ou aux médecins aux intervalles prédéfinis pour obtenir certaines informations telles que l'indication thérapeutique, la durée de traitement, la posologie, les symptômes cliniques et le motif de l'arrêt de médicament. Ce questionnaire peut également permettre de recueillir des données plus détaillées sur un EI.

1.7.3.4. Registres

Un registre est un manuel contenant un recensement exhaustif et continu de tous les cas présentant une ou plusieurs caractéristiques communes dans une population définie géographiquement (ville, pays, région…). En pharmacovigilance on l'applique à des événements indésirables rares pour évaluer la fréquence annuelle dans la population (tendance séculaire) en fonction de l'exposition de cette population (par le volume des ventes, le nombre de patients exposés...). Si l'on peut obtenir les taux d'exposition médicamenteuse chez les cas (atteints) et dans la population (non atteinte), le registre aura servi de point de départ à une enquête cas-témoins permettant le calcul du risque relatif. L'exploitation des registres tels que le registre de dyscrasies sanguines de l'*American Medical Association* peuvent permettre d'étudier le rôle des médicaments ou d'autres facteurs de risque dans l'apparition de la pathologie(5).

1.7.4. Etudes observationnelles comparatives

Il s'agit des études transversales, les études cas-témoins et les études de cohorte, applicables à la validation des signaux à partir des notifications spontanées ou des séries de cas.

1.7.4.1. Etude transversale

C'est la mesure de la prévalence d'une exposition, d'un événement ou d'une maladie dans une population à un instant donné (ou intervalle de temps défini). L'échantillon est issu de l'ensemble de la population sans être sélectionné sur l'exposition ni sur la maladie. L'information recueillie concerne l'existence de l'exposition et la maladie au moment de l'enquête. L'étude transversale est particulièrement intéressante quand le taux d'exposition à un facteur ne change pas dans le temps(20). Le principal inconvénient des études transversales est que, directement, aucune association temporelle entre l'exposition et la maladie ne peut être établie.

1.7.4.2. Etude cas-témoins

Plan d'étude pharmaco-épidémiologique consistant à comparer un groupe de sujets présentant un événement donné (les cas) et un groupe de sujets ne le présentent pas (les témoins) quant à leur exposition antérieure à un médicament. Un exemple d'une étude cas-témoin : " cas " : sujets portant une prothèse du genou cimentée; " témoins " : sujets portant une prothèse du genou non cimentéé. Dans les deux groupes, on évaluera l'effet systémique du polymethylmethycrylate(24). Les cas peuvent être identifiés grâce à une base de données ou être collectés spécifiquement pour l'étude par d'autres moyens (par exemple, récupérés à partir d'un registre)(22). Les témoins doivent être choisis de sorte que la prévalence de l'exposition dans le groupe représente la prévalence dans la population générale. Le rapport des cotes d'exposition *(odds ratio)* au facteur étudié chez les cas et les témoins fournit une estimation de la force de l'association (sans préjuger d'une relation causale) entre l'exposition et la survenue de l'événement. En Pharmaco-épidémiologie, les études cas-témoins sont particulièrement intéressantes pour mesurer l'association entre un médicament et un événement indésirable non détectable par notification spontanée, c'est-à-dire notamment les événements rares et/ou de délai d'apparition retardé(25).

1.7.4.3. Etudes de cohorte

Une cohorte est un groupe de sujets sélectionnés en fonction d'une (ou plusieurs) caractéristique(s) et suivis dans le temps pour identifier, mieux connaître ou quantifier un phénomène. Ce sont des études de type longitudinal prospectives ou rétrospectives. En pharmacovigilance, les sujets sont généralement identifiés en fonction de leur exposition à un médicament et le phénomène étudié est le plus souvent un événement indésirable. Ces études sont assez fiables car elles permettent d'affirmer la relation causale entre exposition au médicament et survenue de l'effet indésirable, et non une simple association comme les études cas-témoins. Elles s'utilisent pour un événement de fréquence élevée. Le recrutement de nombre suffisant de sujets exposés au médicament étudié est un problème quand il s'agit d'un médicament peu utilisé comme les médicaments orphelins. L'autre difficulté s'oppose quand l'EI est un événement très rare. Ils permettent de mesurer le taux d'incidence d'un EI en vu de compléter les informations sur un risque relatif.

1.8. Notification et sous-notification

1.8.1. La notification

Ce terme désigne soit un cas d'évènement indésirable rapporté par un observateur (généralement un PS) à un système de surveillance (ex : CNPV), soit le fait de rapporter un cas à ce système.

Qui doit notifier ?

Les Professionnels de la Santé : source privilégiée en Pharmacovigilance, notification obligatoire(26)

Les firmes pharmaceutiques : principales responsables de la sécurité de leur produit, notification obligatoire

Les patients/public

Qu'est-ce qu'il faut notifier ?

- Tout effet indésirable ou tout autre problème soupçonné d'être dû à l'utilisation d'un médicament ou tout autre produit de santé à usage humain
- Manque d'efficacité ou défaut de qualité d'un médicament, surtout quand il existe des problèmes de fabrication, de contrefaçon ou de résistance (ex : antibiotiques)

Comment notifier ?

Par des déclarations de tout EI à l'aide de la fiche de notification au service de pharmacovigilance. Cette fiche permet de recueillir les données nécessaires à la constitution d'un dossier de pharmacovigilance. Les informations recueillies concernent le patient, les produits suspects et associés, les effets indésirables, le notificateur.

A qui notifier ?

Au centre régional de pharmacovigilance (CRPV) ou au Centre National de Pharmacovigilance (CNPV). Le circuit de notification prévu par le GBPPVC (guide de bonnes pratiques de pharmacovigilance au Cameroun) est le suivant : « Les données (Fiches de déclaration des Effets Indésirables du Médicament) vont remonter du niveau périphérique (structures de premier contact) vers le District de santé qui les transmet au point focal régional (Centre Régional de Pharmacovigilance) qui se chargera à son tour de son acheminement à la DRSP (Délégation Régionale de la Santé Publique) ou faxer au Centre National de Pharmacovigilance (22 13 27 55/22 13 27 56). Le Centre Régional de Pharmacovigilance se chargera d'envoyer les Fiches collectées au centre national de pharmacovigilance. L'analyse des données se fera à tous les niveaux trimestriellement et au besoin au niveau des Centres Régionaux et au niveau national. L'analyse des données peut parfois amener à initier une enquête pharmaco épidémiologique sur le terrain en vue de cerner des EIM assortis des recommandations appropriées à l'autorité(17).

Validité d'une déclaration (notification)

Pour être considérée comme valide et exploitable par la commission de PV, une déclaration doit comporter un minimum d'informations. Ces informations concernent les éléments ci après(19) :

- ✓ Le patient: âge, sexe et résumé de l'histoire de la maladie (si besoin). Dans certains pays, l'indication de l'origine ethnique peut s'avérer nécessaire.
- ✓ L'événement indésirable: description (nature, localisation, gravité, caractéristiques), résultats des investigations et des tests, date de début, évolution, aboutissement.
- ✓ Le(s) médicament(s) suspecté(s): nom (nom commercial ou nom de la Dénomination Commune Internationale + fabricant), dose, voie d'administration, dates du début et de l'arrêt, indication (pour certains médicaments, comme les vaccins, le numéro du lot est important).
- ✓ Les autres médicaments associés (y compris ceux pris par automédication): noms, doses, voies d'administration, dates du début et de l'arrêt.
- ✓ Les facteurs de risque (insuffisance rénale, exposition antérieure au médicament suspecté, allergies antérieures, modalités d'utilisation).

✓ Nom et adresse du notificateur (confidentiels, à n'utiliser que pour vérifier les données ou pour le suivi du cas)

1.8.2. La sous-notification

La sous notification peut être défini comme l'absence de notification à une structure de surveillance d'une partie des cas d'un effet indésirable survenus dans une région donnée. Le taux de notification est presque toujours inférieur à 1 et très souvent près de 0. Dans les pays où la pharmacovigilance est bien organisée on évalue parfois à moins de 10% le taux de notification(5).

La sous-notification peut découler de très nombreux facteurs : absence de motivation ou de temps de l'observateur, absence de diagnostic de l'événement ou non-attribution de cet événement au médicament. Ces causes peuvent être classées en deux catégories : l'échec de la reconnaissance d'un effet indésirable médicamenteux d'une part et l'échec de la déclaration d'un effet indésirable reconnu d'autre part.

L'échec de déclaration d'un effet indésirable reconnu par un PS est explicable par un certain nombre d'attitudes que le pharmaco-épidémiologiste William Inman regroupe sous le nom de « 7 péchés capitaux ». Cette liste a été complétée et contient aujourd'hui 10 items(27) :

- l'**assurance excessive** : penser que tous les médicaments mis sur le marché son sans danger pour le consommateur,
- la **peur** d'un litige avec les services de santé ou la justice, ou d'une enquête (sur le coût des prescriptions du médecin par exemple),
- la **culpabilité** d'avoir prescrit un traitement qui pourrait avoir été néfaste au patient,
- l'**ambition** d'accumuler les observations personnelles pour publier une série de cas,
- l'**ignorance** des obligations de notification ou du type d'effets indésirables à déclarer,

- **le manque d'assurance** : peur d'apparaître ridicule en déclarant un effet indésirable sans certitude quant à l'imputabilité,
- **l'indifférence** d'un médecin vis-à-vis de son rôle essentiel de chercheur clinicien qui devrait participer à l'amélioration des connaissances médicales,
- **la léthargie**, amalgame de temporisation, manque de temps ou d'intérêt pour chercher le document à remplir, et autres excuses,
- **les incitations financières à notifier** dans le sens où le professionnel de santé estime qu'en l'absence de rémunération pour cette tâche il n'a pas à prendre du temps pour notifier un effet indésirable,
- **l'incertitude** quant à l'imputabilité d'un symptôme à un médicamen

Vallano et al. quant à eux ont regroupé les obstacles potentiels à la notification spontanée en 4 grande catégories (28):

- Obstacles liés au diagnostic et à la suspicion des EI
    - Manque de suspicion
    - Diagnostic incertain (EI suspecté mais non confirmé)
    - Sources d'information et document d'imputation non disponible
- Obstacles liés à l'organisation du système de pharmacovigilance de l'hôpital
    - Ignorance du système de pharmacovigilance de l'hôpital
    - Accès et relations avec le système de PV de l'hôpital
    - Ignorance de l'utilité de la notification spontanée
    - Pas de fiche de notification
    - Pas de feed-back sur les cas notifiés
- Obstacles liés aux activités cliniques
    - Manque de temps et difficultés à remplir la fiche de notification
    - Autres priorités cliniques
    - Oubli de notifier
- Obstacles liés aux conflits potentiels
    - Problèmes de confidentialité avec les données du patient
    - Problèmes de responsabilité légale et judiciaire

- Problème avec les publications dans les journaux scientifiques.

1.9. Les forces et faiblesses du processus de notification spontanée en pharmacovigilance

La notification spontanée, méthode très rependue en pharmacovigilance présente un certain nombre d'avantages parmi lesquels(29) :

- ✓ Incorporation de tous les patients et de tous les médicaments : anciens et nouveaux; pharmacologiques, biologiques et sanguins; hospitaliers et ambulatoires; ordonnancés et grand public; principes actifs et excipients; plantes médicinales et suppléments nutritionnels et ce pendant toute la commercialisation du produit.
- ✓ Ne coûte pas cher, les notificateurs agissant bénévolement, motivés par leur seule conscience professionnelle.
- ✓ Implique tous les médecins, de première, seconde et troisième ligne; implique aussi les dentistes, pharmaciens, infirmières, sages-femmes et autres professionnels de santé.
- ✓ Permet, dans les programmes bien organisés, un feedback personnalisé au notificateur, ce qui constitue une modalité de formation continue en pharmacothérapie dont tous les professionnels de santé ont grandement besoin.
- ✓ Permet de donner précocement l'alerte lorsque survient un nouvel EIM alarmant.
- ✓ Permet de diffuser des données récentes; ce feedback collectif peut emprunter la voie d'un Bulletin de pharmacovigilance
- ✓ Peut identifier des effets indésirables quelle que soit leur fréquence : technique adaptée même aux effets indésirables rares.
- ✓ Peut identifier des effets indésirables ponctuels tels que ceux liés à un défaut de qualité dans un lot

Elle a aussi quelques inconvénients (en plus de la sous-notification) dont les principaux sont dus au fait qu'elle(22,29) :

- ✓ Ne renseigne pas sur la fréquence des effets indésirables
- ✓ A un délai avant l'émission d'une alerte souvent très long.
- ✓ Nécessite le plus souvent une confirmation.
- ✓ Ne renseigne pas sur les conditions d'exposition
- ✓ Ne prend pas en compte la taille de la population traitée.

Définitions des termes

Autorisation de mise sur le marché (AMM) : document légal délivré par une Autorité Nationale de Réglementation Pharmaceutique qui autorise la distribution à titre onéreux ou non d'un médicament sur un territoire déterminé.

Effet indésirable : Réaction nocive et non voulue à un médicament, se produisant aux posologies normalement utilisées chez l'homme pour la prophylaxie, le diagnostic ou le traitement d'une maladie ou pour la restauration, la correction ou la modification d'une fonction physiologique, ou résultant d'un mésusage du médicament ou produit(17).

Effet indésirable grave : effet indésirable létal, ou susceptible de mettre la vie en danger, ou entraînant une invalidité ou une incapacité, ou provoquant ou prolongeant une hospitalisation ou se manifestant par une anomalie ou une malformation congénitale.

Effet toxique : effet consécutif à l'absorption de posologies excessives du médicament et survenant de façon constante chez tous les sujets.

Evènement indésirable médicamenteux : Toute manifestation nocive et non recherchée survenant chez une personne pendant un traitement, qu'elle soit considérée ou non comme liée à un ou plusieurs médicament(s).

Mésusage : utilisation non conforme aux recommandations du résumé des caractéristiques du produit, à l'exclusion de l'usage abusif.

Notification (de l'effet indésirable) **:** expression désignant l'activité par laquelle un personnel de santé rempli et transmet la fiche de pharmacovigilance dans un centre agrée (centres de pharmacovigilances et DPM)

Pharmacovigilance : Science et activités relatives à la détection, à l'évaluation, à la compréhension et à la prévention des effets Indésirables ou de tout autre problème liés aux médicaments ou produits de santé à usage humains.

Professionnel de santé : toute personne ayant reçu une formation spécialisée en santé et faisant partie de la chaine de soin d'un malade : médecins, les chirurgiens dentistes, les sage femmes, les pharmaciens, les techniciens médico-sanitaires et les infirmiers.

Résumé de caractéristiques des Produits (RCP) : Résumé standard correspondant aux informations destinées aux professionnels de santé, pour tout produit ayant une Autorisation de Mise sur le Marché.

Sous-notification : Expression désignant le faible taux de notification des effets indésirables médicamenteux par les professionnels de la santé.

Chapitre 2 : CADRE DE LA RECHERCHE

2.1. Justification de l'étude

L'accroissement de l'accès au médicament favorisé entre autres par l'avènement du « concept de médicament essentiel », et l'aide aux grands programmes de lutte contre la maladie (ATC, ARV, antituberculeux…) ont eu comme conséquence l'augmentation de la consommation des médicaments et la fréquence des évènements indésirables qui en découlent. La surveillance *postmarketing* ou pharmacovigilance est mondialement reconnue comme méthode pratique de gestion de ce risque permanent. Le Cameroun comme plusieurs Etats disposant d'un Système National de Pharmacovigilance (SNPV) a besoin des stratégies pour stimuler la notification des EI par les parties concernées.

2.2. Questions de recherche

2.2.1. Question principale

Quel est le besoin éducationnel des professionnels de santé en matière de notification des évènements indésirables médicamenteux ?

2.2.2. Questions secondaires

- Quel est le niveau de connaissance des professionnels de santé sur la notification des évènements indésirables médicamenteux?
- Quelles sont les attitudes qui expliquent le comportement des PS face à l'activité de notification des évènements indésirables ?
- Quels sont les pratiques des PS face à la notification des évènements indésirables médicamenteux?

2.3. Objectifs

2.3.1. Objectif général

Evaluer le besoin éducationnel des professionnels de santé en matière de notification des évènements indésirables médicamenteux.

2.3.2. Objectifs spécifiques

- Evaluer le niveau de connaissance des professionnels de santé sur la notification des évènements indésirables médicamenteux
- Identifier les attitudes pouvant expliquer le comportement des professionnels de santé face à l'activité de notification
- Identifier les pratiques des professionnels de la santé en matière de notification des évènements indésirables.

2.4. Matrice de dimensions

Tableau I : Matrice de dimensions

Dimensions	Composantes	Variable
Connaissances	Activité de notification	Existence de l'activité
		Connaissance du SNPV
		Notificateur
	Modalités de notification	Circuit de notification
		Existence de la fiche jaune
		Information à notifier
	Sources des connaissances	Formation de base/recyclage
		Périodiques du MINSANTE
		Media
Attitudes	Opinion sur l'activité de notification	Nécessité de surveillance des EIM
		Caractère de la notification (obligatoire ou facultative)
		Personne indiquée pour la notification
	Attentes	Attentes après confirmation d'un EI notifié
Pratiques	Pratique	Sources d'informations sur les EI
		Pratique d'au moins une notification pendant les six derniers mois
	Obstacles à la notification	Raisons de non notification

2.5. Liste des variables

2.5.1. Variables liées aux connaissances :
- Connaissance de l'activité de notification
- Conscience de l'existence du SNPV
- Discernement des notificateurs
- Maitrise du circuit de notification
- Discernement de l'information à notifier
- Sources des connaissances (Media, périodique du MINSANTE, internet formation de base)

2.5.2. Variables liées aux attitudes :
- Besoin de surveillance des évènements indésirables (nécessaire, pas nécessaire)
- Caractère de la notification (obligatoire ou facultative)
- Personnes indiquées pour la notification (médecin, infirmier, patient,…)
- Attentes après confirmation d'une notification (retrait du produit responsable, alerte sanitaire, recevoir la conduite à tenir du CNPV, etc.)

2.5.3. Variables liées à la pratique :
- Sources d'informations sur les EI
- Pratique d'au moins une notification
- Obstacles à la notification (diagnostic incertain, absence de fiche de notification, manque de temps, etc.)

2.6. Intérêt de la recherche

Cette étude visait l'amélioration du taux de notification des événements indésirables médicamenteux par les professionnels de santé. Nous nous sommes proposés de rechercher les zones de faiblesse pouvant permettre au Système National de Pharmacovigilance d'ajuster ou de réadapter ses stratégies pour une meilleure efficacité dans la stimulation de la notification des évènements indésirables médicamenteux.

2.7. Cadre théorique

La présente étude s'inscrit dans les obligations académiques préalables à l'obtention d'un diplôme de docteur en pharmacie à la Faculté de Médecine et des Sciences Biomédicales de l'université de Yaoundé 1 (FMSB). La filière industrie de la pharmacie porte son activité sur trois axes principaux : la recherche, la production et les affaires réglementaires. La pharmacovigilance, l'une des huit (08) fonctions réglementaires est indispensable à la préservation de la santé publique. C'est ce qui motive l'intérêt que lui accorde l'investigateur principal, étudiant en pharmacie option industrie à la FMSB.

Chapitre 3 : METHODOLOGIE

3.1. Type d'étude
Etude transversale descriptive.

3.2. Lieu d'étude
Cette étude s'est déroulée dans trois (03) hôpitaux de la ville de Yaoundé, à savoir : Hôpital Centrale de Yaoundé (HCY), Centre Hospitalier et Universitaire de Yaoundé (CHU), Hôpital de District d'Efoulan (HDE) et quelques officines du département du Mfoundi.

Les hôpitaux ont été choisis de manière à ce que chaque niveau de la pyramide sanitaire soit représenté.

Les officines retenues ont été choisies de manière aléatoire dans une liste des officines du département du Mfoundi.

3.3. Population d'étude

3.3.1. Population cible
Notre étude a visé tous les professionnels de santé (chef de clinique, médecins généralistes et spécialistes, pharmaciens, dentistes, infirmiers, sages femmes). Il s'agissait ici d'inclure tous les professionnels de santé exerçant dans un service clinique ou dans une officine et ayant une aptitude à détecter et à notifier un EIM.

3.3.2. Population source
Notre échantillon était issu des professionnels de santé de l'hôpital central de Yaoundé, du CHU, de l'hôpital de district d'Efoulan et des officines du département du Mfoundi.

3.3.3. Critères d'inclusion
Etait inclus dans notre étude :
- ❖ Tout professionnel de santé ayant au moins un (01) an d'expérience
- ❖ Tout professionnel de santé ayant donné son consentement éclairé

❖ Tout professionnel de santé en bonne santé physique et mentale

3.3.4. Critère d'exclusion

Etait exclus de l'étude :

❖ Tout PS ayant retiré son consentement

3.4. Echantillonnage

La méthode d'échantillonnage utilisée était un sondage aléatoire stratifié selon la profession du personnel de santé enquêté. Nous avons stratifié selon la profession car les connaissances, attitudes et pratiques peuvent varier considérablement avec la profession et le niveau d'étude.

Le calcul de la taille de l'échantillon s'est fait selon une méthode de sondage aléatoire stratifié, à savoir la méthode à allocation proportionnelle.

Il s'agit de calculer la taille de l'échantillon de façon à ce que la structure des strates dans la population soit la même dans l'échantillon. En d'autres termes $\frac{n_h}{n} = \frac{N_h}{N}$. Le calcul de la taille de l'échantillon pour chaque strate était de :

$$n_h = n \frac{N_h}{N} = n w_h$$

$$n = \frac{\sum w_h S_h^2}{\left(\frac{e}{t}\right)^2 + \sum \frac{w_h^2 S_h^2}{N_h}}$$

$$S_h^2 = \frac{N_h}{N_h - 1} p(1-p)$$

$$w_h = \frac{N_h}{N}$$

N=Taille de la population globale (c'est-à-dire pour un niveau)

p=valeur de l'indicateur clé provenant d'une ancienne collecte. S'il n'est pas connu il est pris à 0.5 pour maximiser la dispersion.

e=La précision désirée pour l'indicateur clé

$n(strate)$=taille de l'échantillon dans la strate.

t =est le seuil de la loi normale à 0.95. Il vaut 1,96

L'indice h traduit la strate h

n_h est la taille de l'échantillon dans la strate h

N_h est la taille de la population dans la strate h

w_h est le poids de la strate h dans la population

3.5. Outils de collecte des données

❖ Questionnaire auto-administrable. Il s'agissait d'une fiche de 17 questions dont 8 étaient destinées à l'évaluation des connaissances, 4 destinées à l'évaluation des attitudes et 5 consacrées aux pratiques (voir annexe 1)

❖ Consentement éclairé. Ce document rédigé à l'avance renfermait les informations sur le titre de l'étude, l'objectif général et la procédure détaillée. Il comportait aussi les informations sur les bénéfices et les risques éventuels encourus par les participants, les noms et adresses de l'investigateur principal et d'un encadreur. (Voir annexe 2)

3.6. Procédure

Dès le contact avec le PS, l'éligibilité était recherchée. Les objectifs de l'étude et les modalités de participation étaient présentés par la suite aux PS éligibles en vue de l'obtention du consentement. Seuls les PS ayant consenti librement ont subit le questionnaire. Les participants répondaient aux questions en remplissant eux-mêmes le questionnaire en présence de l'enquêteur qui récupérait immédiatement le questionnaire rempli.

3.7. Gestion et analyse des données

Les données recueillies ont été saisies dans un micro-ordinateur à l'aide du logiciel de statistiques Epi-Info version 3.5.4 et les analyses effectuées par le logiciel SPSS Version 18.0 et le tableur Microsoft Excel 2007.

Pour l'évaluation des connaissances, 08 questions ont été posées aux praticiens. Chaque proposition exacte valait 1 (un) point ; le score maximum possible étant de

20 points (20 items). L'appréciation du niveau de connaissance a tenue compte des critères suivants(30) :

Tableau II : Critère d'appréciation du niveau de connaissance

Score (nombre de points)	Appréciation
[0 ; 5] : moins de 25% de bonnes réponses	Mauvaise
] 5 ; 10] : entre 25 et 50% de bonnes réponses	Insuffisante
] 10 ; 14] : entre 50 et 70% de bonnes réponses	Assez – bonne (moyenne)
[15 et + : plus de 70% de bonnes réponses	Bonne

Référence : ESSI et al., l'enquête CAP en recherche médicale. Health Sci Dis. juin 2013;14(2):1-3.

Pour les variables paramétriques, nous avons mesuré les tendances centrales par les moyennes et les variations par l'écart-type. Pour les variables non paramétriques, nous avons utilisé le test de chi carré pour la mesure de l'indépendane entre les variables.

3.8. Considération éthique

Après obtention de la clairance éthique du comité d'éthique de la Faculté de Médecine et des Sciences Biomédicales, les autorisations administratives ont été recherchées auprès des intenses dirigeantes des structures devant abriter notre étude (différents hôpitaux retenus pour l'étude).

Chaque Professionnel de la Santé participant à l'étude a signé un consentement éclairé rédigé à l'avance.

Chapitre 4 : RESULTATS

Au total nous avons obtenu le consentement de 330 PS qui ont subit le questionnaire. Seules 207 fiches ont été retournées, soit un taux de réponse de 62,7%. Parmi les 207 fiches retournées, 19 ont été excluses pour des raisons de remplissage incomplet.

L'analyse des données s'est finalement faite sur un échantillon de convenance dont la taille était de 188.

Tableau III : taux de réponse par groupe de professionnel

	Médecin	Pharmacien	Dentiste	Infirmier	Sages-femmes
Taux de réponse	70,4%	22,6%	66,7%	71,3%	66,7%

Le taux de réponse était de 62,7%. Ce taux variait de 22,6% pour les pharmaciens à 71,3% pour les infirmiers.

4.1 Caractéristiques générales de l'échantillon.

4.1.1 Distribution de l'échantillon selon le sexe

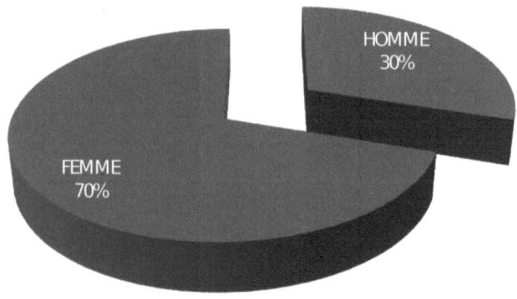

Figure 2: Distribution selon le sexe

La figure 1 ci-dessus montre la répartition de l'échantillon de travail selon le sexe Des 188 sujets retenus, 132 étaient de sexe féminin soit un pourcentage de 70,2% tandis que 56 étaient de sexe masculin (29,8%), soit un sexe ratio homme/femme de 1:2,4.

4.1.2 Répartition selon la structure sanitaire d'origine

Le tableau II et la figure 2 montrent la répartition de l'échantillon selon le lieu de service.

Tableau IV Distribution selon la structure (lieu de recrutement)

CHU	HCY	HDE	Officine	Total
68(36%)	77(41%)	30(16%)	13(7%)	188(100%)

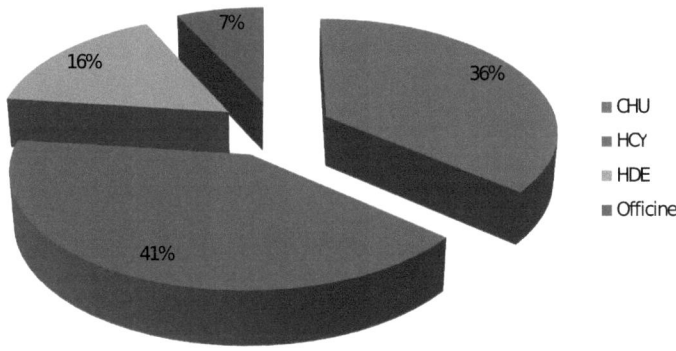

Figure 3: Distribution selon le lieu de service

41% des PS de notre échantillon ont été recrutés à l'hôpital central de Yaoundé, 36% au Centre hospitalier et Universitaire de Yaoundé, 16% à l'hôpital de district d'Efoulan et 7% dans les officines.

4.1.3 Distribution de l'échantillon selon la profession et le lieu de service

Le tableau 3 présente la distribution selon le corps professionnel des sujets et leur lieu de service.

Tableau V: Distribution selon la profession et le lieu de service

Profession	Structure/Lieu				
	CHU	HCY	HDE	Officine	Total
Médecin	13	31	6	0	**50 (26,6%)**
Pharmacien	0	1	0	13	**14 (7,4%)**
Dentiste	1	1	0	0	**2 (1,1%)**
Infirmier	53	37	22	0	**112 (59,6%)**
Sage femme	1	7	2	0	**10 (5,3%)**
Total	**68 (36%)**	**77 (41%)**	**30 (16%)**	**13 (7%)**	**188 (100%)**

Nous avons enquêtés un total de 112(59,6%) infirmiers, 50 (26,6%) médecins. Nous avons enquêté 14(7,4%) pharmaciens composé de 13 pharmaciens d'officine et de un pharmacien hospitalier. Les dentistes et les sages femmes représentaient respectivement 2(1,1%) et 10(5,3%).

4.1.4 Distribution selon l'expérience professionnelle

Le tableau IV et la figure 3 montrent la distribution selon l'expérience professionnelle, exprimée en année.

Tableau VI Distribution selon l'expérience professionnelle

	1 - 5	6 - 10	11 - 15	16 et +	Non renseigné	Total
Médecin	31	8	4	3	4	**50**
Pharmacien	3	2	2	3	4	**14**
Dentistes	0	0	1	0	1	**2**
Infirmiers	44	25	22	19	2	**112**
Sages-femmes	2	2	4	2	0	**10**
Total	**80**	**37**	**33**	**27**	**11**	**188**

Observations : 177 **Maximum :** 37 **Percentiles** 25 3,00
Moyenne : 8,99 ± 7,63années **Médiane :** 6 50 6,00
Minimum : 1 **Mode :** 2 75 12,00
Variance : 58,17

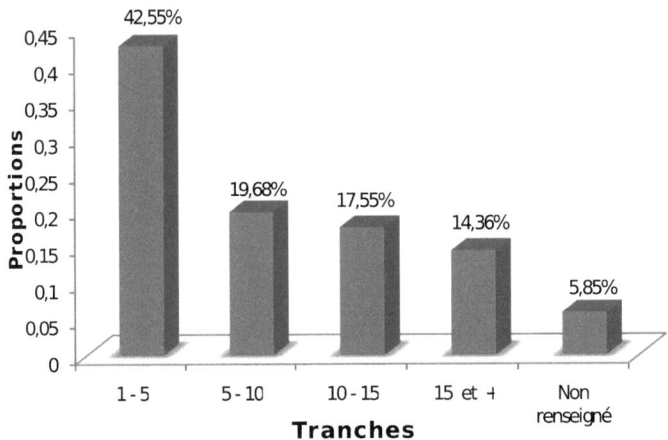

Figure 4: Distribution selon l'expérience professionnelle

4.2 Evaluation des connaissances des professionnels en pharmacovigilance

Le tableau V résument les réponses aux questions concernant les connaissances en notification des évènements indésirables médicamenteux.

Tableau VII : Connaissances relatives à la notification des évènements indésirables médicamenteux

	Connaissance de l'activité de notification		Connaissance de l'existence du CNPV	
	Non(%)	Oui(%)	Non(%)	Oui(%)
Médecin	23 (46,0)	27 (54,0)	22 (44,0)	28 (56,0)
Pharmacien	6 (42,9)	8 (57,1)	3 (21,4)	11 (78,6)
Dentiste	2 (100,0)	0 (0,0)	2 (100,0)	0 (0,0)
Infirmier	64 (57,1)	48 (42,9)	76 (67,9)	36 (32,1)
Sage femme	4 (40,0)	6 (60,0)	7 (70,0)	3 (30,0)
Total	99 (52,7)	89 (47,3)	110 (58,5)	78 (41,5)

Il ressort de ce tableau que 47,3% de PS sont au courant de l'activité de notification. 56,6% des PS de l'échantillon connaissent l'existence du CNPV. Cette proportion varie de 0,0% pour les dentistes à 78,6% pour les pharmaciens.

Tableau VIII : Connaissance du notificateur et de l'information à notifier

	Fréquences	
	Oui (%)	Non (%)
Notificateur		
Médecin traitant	86 (45,7)	102 (54,3)
Pharmacien	51 (27,1)	137 (72,9)
Infirmier	58 (30,9)	130 (69,1)
Patient	41 (21,8)	147 (78,2)
Délégué Médical	53 (28,2)	135 (71,8)
Tous les précédents	84 (44,7)	104 (55,3)
Information à notifier		
Effet indésirable	159 (84,6)	29 (15,4)
Intoxication médicamenteuse	69 (36,7)	119 (63,3)
Manque/baisse d'efficacité	30 (16,0)	158 (84,0)
Erreurs médicamenteuse	13 (6,9)	175 (93,1)
Mauvaise qualité des médicaments	61 (32,4)	127 (67,6)
Aucune idée	10 (5,3)	177 (94,7)

44,7% des praticiens ont indiqué que tous les PS sont concernés par la notification des EIM. Concernant l'information à notifier, les PS ont pensé principalement aux effets indésirables (84,6%), aux intoxications médicamenteuses (36,7%) et aux médicaments de mauvaise qualité.

Tableau IX : connaissances relatives aux modalités de notification et à la fiche jaune

	Connaissance des modalités de notification		Existence de la Fiche Jaune	
	Non(%)	Oui(%)	Non(%)	Oui(%)
Médecin	45 (90,0)	5 (10,0)	42 (84,0)	8 (16,0)
Pharmacien	6 (42,9)	8 (57,1)	7 (50,0)	7 (50,0)
Dentiste	2 (100,0)	0 (0,0)	2 (100,0)	0 (0,0)
Infirmier	93 (83,0)	19 (17,0)	96 (85,7)	16 (14,3)
Sage femme	9 (90,0)	1 (10,0)	9 (90,0)	1 (10,0)
Total	155 (82,4)	33 (17,6)	156 (83,0)	32 (17,0)

La proportion des PS ayant connaissance des modalités de notification est de 10% pour les médecins, 57,1% pour les pharmaciens 0% pour es dentistes, 17,0% et 10% pour les infirmiers et les sages-femmes respectivement

4.2.1 Connaissances sur le type d'effet indésirable à notifier.

Tableau X : Connaissances sur le type d'effet indésirable à notifier

	EI sûr/prouvé (%)	EI grave (%)	EI mentionné dans la notice (%)	EI non mentionné dans la notice (%)	Tout EI suspecté (%)
Médecin	21 (42,0)	22 (44,0)	5 (10,0)	29 (58,0)	19 (38,0)
Pharmacien	4 (28,6)	6 (42,9)	1 (7,1)	6 (42,9)	8 (57,1)
Dentiste	0 (0,0)	1 (50,0)	0 (0,0)	1 (50,0)	0 (0,0)
Infirmier	29 (25,9)	35 (31,3)	24 (21,4)	24 (21,4)	54 (48,2)
Sage femme	3 (30,0)	2 (20,0)	5 (50,0)	2 (20,0)	3 (30,0)
Total	57 (30,3)	66 (35,1)	35 (18,6)	62 (33,0)	84 (44,7)

Au sujet du type d'EI à notifier, 44,7% des PS ont indiqué que tout effet indésirable suspecté. Parmi eux, ont retrouve 38,0% des médecins, 57,1% des pharmaciens et 48,0% des infirmiers.

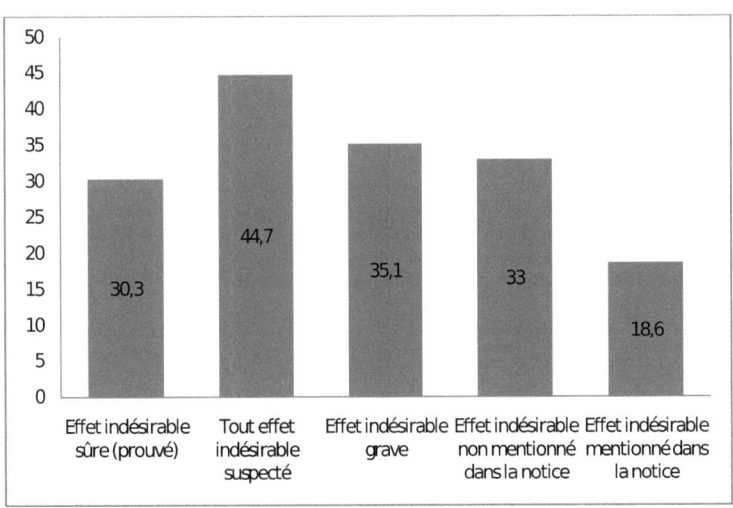

Figure 5 : Connaissances sur le type d'effet indésirable à notifier

4.2.2 Appréciation du niveau de connaissance en pharmacovigilance.

Tableau XI: Score moyen de connaissances par profession

	Médecins	Pharmaciens	Dentistes	Infirmiers	Sages-femmes	TOTAL
Effectifs	50	14	2	112	10	188
Moyenne /20	9,1	10,57	2,0	7,5	7,4	8,1

Pearson Chi-Square : 23,907

p-value : 0,021

Nous avons constaté que Le score moyen de connaissance dans notre échantillon était de 8,1/20

Les pharmaciens présentaient le score moyen de connaissance le plus élevé de notre échantillon suivi de près par les médecins.

Il existe une différence statistiquement significative entre le niveau de connaissance des pharmaciens d'une part et celui des autres Professionnel de Santé d'autre part

(p-value = 0,021).

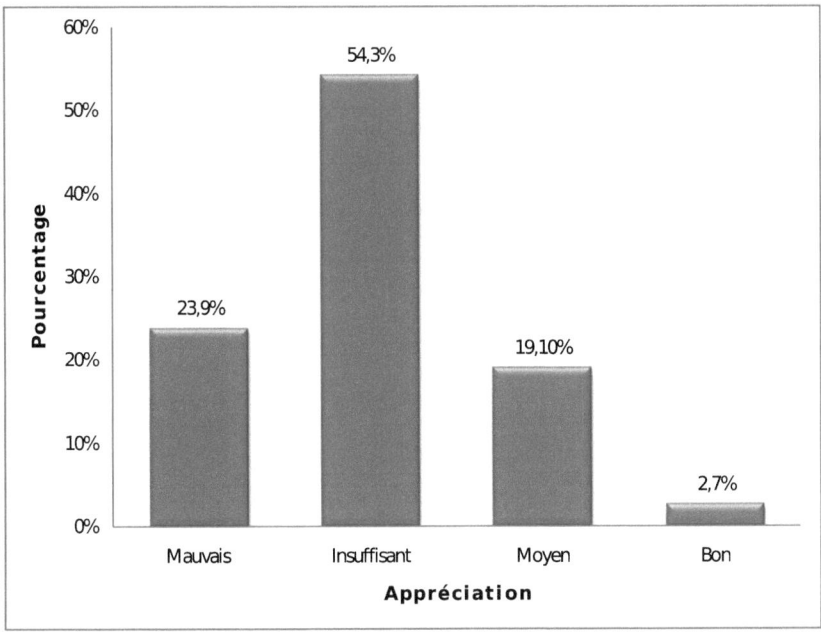

Figure 6 : Appréciation du niveau de connaissance des professionnels de santé

Tableau XII : Appréciation du niveau de connaissance des PS en fonction du lieu de service

		CHU(%)	HCY(%)	HDE(%)	Officine (%)	TOTAL (%)
Mauvaise	Nombre de cas	14	19	12	0	45
	% dans la tranche	(31,1)	(42,2)	(26,7)	(0,0)	(100,0)
	% du total	(7,4)	(10,1)	(6,4)	(0,0)	(23,9)
Insuffisant	Nombre de cas	35	46	13	8	102
	% dans la tranche	(34,3)	(45,1)	(12,7)	(7,8)	(100,0)
	% du total	(18,6)	(24,5)	(6,9)	(4,3)	(54,3)
Assez-bonne	Nombre de cas	16	12	4	4	36
	% dans la tranche	(44,4)	(33,3)	(11,1)	(11,1)	(100,0)
	% du total	(8,5)	(6,4)	(2,1)	(2,1)	(19,1)
Bonne	Nombre de cas	3	0	1	1	5
	% dans la tranche	(60,0)	(0,0)	(20,0)	(20,0)	(100,0)
	% du total	(1,6)	(0,0)	(0,5)	(0,5)	(2,7)
Total	Nombre de cas	68	77	30	13	188
	% du total	(36,2)	(41,0)	(16,0)	(6,9)	(100,0)

Test de Chi-carré : 14,754

Dégré de liberté : 9

p-value : 0,098

Il n'y avait pas de différence statistiquement significative entre les PS des différentes structures ayant abrité l'enquête (chi carré = 14,75 ; valeur-p = 0,09>0,05).

4.2.3 Influence de la fiche jaune sur le score de connaissance

Tableau XIII : Influence de la fiche jaune sur les connaissances

Score Rpse	0	1	2	3	4	5	6	7	8	9	10	11	12	13	14	15	16
NON	1	1	2	16	11	11	12	19	17	21	20	9	8	5	1	1	1
OUI	0	0	0	0	1	2	0	3	2	3	5	4	1	6	2	3	0

Pearson Chi-Square : 36,369

Valeur-p = 0,003

Le tableau ci-dessus montre l'influence de la fiche jaune sur le score de connaissance des praticiens en pharmacovigilance. Nous observons que parmi les PS ayant obtenus un score égale à 10, 20% ont déjà vu la fiche jaune. Parmi les 20 PS ayant obtenus un score inférieur ou égale à 3, personne n'a encore vu la fiche jaune.

Au seuil de 5%, il existe un lien significatif entre le score de connaissance et le fait d'avoir vu la fiche jaune (valeur-p = 0,003).

4.2.3 Sources d'informations sur les effets indésirables des médicaments

Tableau XIV : Sources d'informations sur les effets indésirables des médicaments

	Notice (%)	Internet (%)	Livres (%)	Media (%)	MINSANTE (%)	Délégué médicaux (%)
Médecin	33 (66,0)	32 (64,0)	19 (38,0)	8 (16,0)	7 (14,0)	25 (50,0)
Pharmacien	11 (78,6)	10 (71,4)	10 (71,4)	3 (21,4)	4 (28,6)	2 (14,3)
Dentiste	1 (50,0)	1 (50,0)	0 (0,0)	2 (100,0)	0 (0,0)	1 (50,0)
Infirmier	98 (87,5)	35 (31,3)	31 (27,7)	19 (17,0)	22 (19,6)	47 (42,0)
Sage femme	10 (100,0)	1 (10,0)	1 (10,0)	1 (10,0)	1 (10,0)	3 (30,0)
Total	153 (81,4)	79 (42,0)	61 (32,4)	33 (17,6)	34 (18,1)	78 (41,5)

En dehors de la notice, les PS utilisent majoritairement internet (42,0%), le délégué médical (41,5%) et les livres (32,4%) comme source d'information sur les effets indésirables des médicaments.

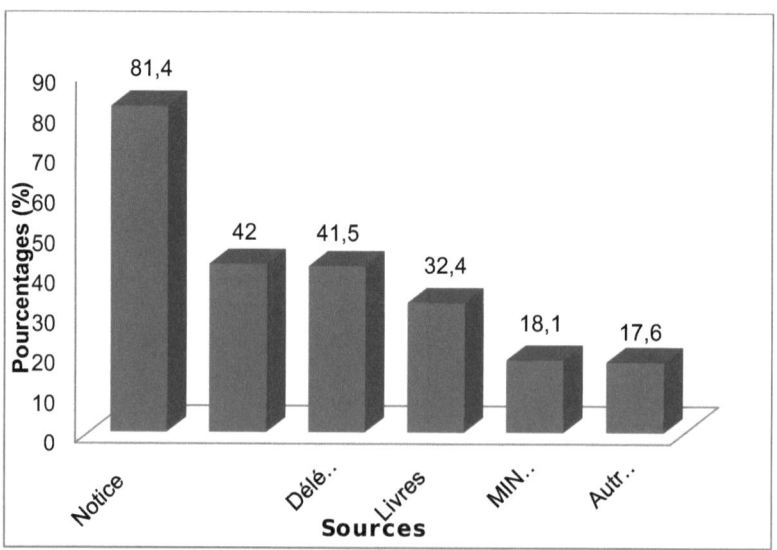

Figure 7 : Différentes sources d'information sur les effets indésirables des médicaments

4.3 Attitudes des PS face à l'activité de notification

Tableau XV : Attitudes des PS face à la notification des EI

	La notification est-elle nécessaire ?			Doit-elle être	
	Oui(%)	Non(%)	Aucune idée(%)	Obligatoire(%)	Volontaire(%)
Médecin	50 (100,0)	0 (0,0)	0 (0,0)	48 (96,0)	2 (4,0)
Pharmacien	14 (100,0)	0 (0,0)	0 (0,0)	12 (85,7)	2 (14,3)
Dentiste	2 (100,0)	0 (0,0)	0 (0,0)	2 (100,)	0 (0,0)
Infirmier	103 (92,0)	1 (0,9)	8 (7,1)	100 (89,3)	12 (10,7)
Sage femme	9 (90,0)	0 (0,0)	1 (10,0)	9 (90,0)	1 (10,0)
Total	178 (94,7)	1 (0,5)	9 (4,8)	171 (91,0)	17 (9,0)

L'analyse du tableau montre que 94,7% des praticiens pensent que la notification des EI est une nécessité. Neuf PS sur dix pensent que l'activité doit être obligatoire.

4.3.2 Attentes des professionnels de santé après la confirmation d'un effet indésirable notifié

Tableau XVI : Attentes des professionnels de santé après la confirmation d'un effet indésirable notifié

	Information sur l'EI(%)	Alerte sanitaire (%)	Retrait du produit(%)	modification de la notice(%)	Recevoir du CNPV(%)
Médecin	20 (40,0)	15 (30,0)	3 (6,0)	15 (30,0)	41 (82,0)
Pharmacien	4 (28,6)	3 (21,4)	3 (21,4)	3 (21,4)	11 (78,6)
Dentiste	0 (0,0)	1 (50,0)	1 (50,0)	2 (100,0)	2 (100,)
Infirmier	46 (41,1)	37 (33,0)	30 (26,8)	12 (10,7)	60 (53,6)
Sage femme	5 (50,0)	2 (20,0)	2 (20,0)	4 (40,0)	4 (40,0)
Total	75 (39,9)	58 (30,9)	39 (20,7)	36 (19,1)	118 (62,8)

62,8% des PS souhaiteraient recevoir du CNPV la conduite à tenir devant l'EI qu'ils auraient notifié. 39,9% des PS aimeraient recevoir plus d'informations sur l'EI notifié.

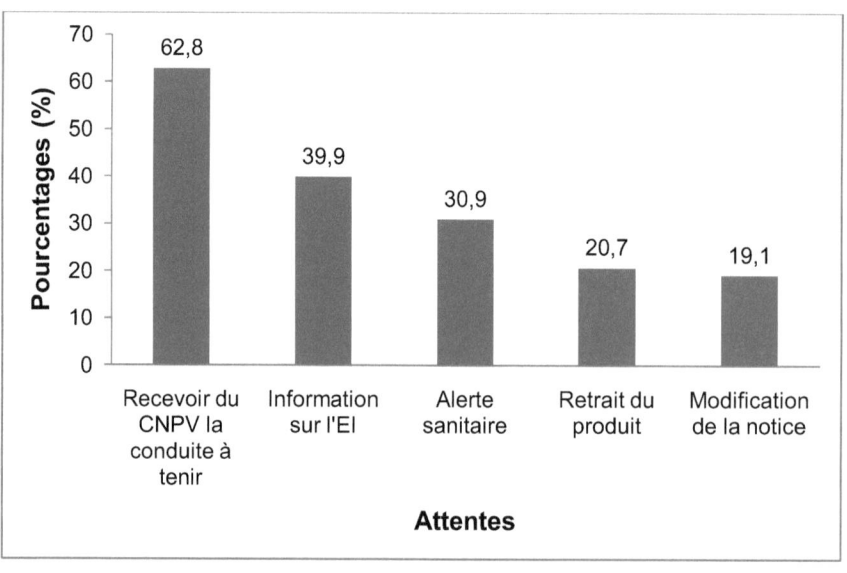

Figure 8: Attentes des PS après la confirmation d'un EI notifié

4.4 Pratiques relatives à la pharmacovigilance

Tableau XVII : statistiques de notification des EIM

	Avez-vous déjà notifié un EIM	
	Non(%)	Oui(%)
Médecin	42 (84,0)	8 (16,0)
Pharmacien	12 (85,7)	2 (14,3)
Dentiste	2 (100,0)	0 (0,0)
Infirmier	84 (75,0)	28 (25,0)
Sage femme	6 (60,0)	4 (40,0)
Total	146 (77,7)	42 (22,3)

Chi-Square Tests : 4,512

Valeur-p : 0,341

Au seuil de 5% il n'existe aucun lien entre la profession et la pratique de la notification (valeur-p >0,3)

Tableau XVIII : Pratiques des professionnels après diagnostique d'un effet indésirable

	Avez-vous déjà été confronté à un effet indésirable ?			L'avez vous notifié ?		
	Oui(%)	Non(%)	Total(%)	Oui(%)	Non(%)	Total(%)
Médecin	42 (84,0)	8 (16,0)	50 (100,0)	9 (21,4)	33 (78,6)	42 (100,0)
Pharmacien	12 (85,7)	2 (14,3)	14 (100,0)	1 (8,3)	11 (91,7)	12 (100,0)
Dentiste	2 (100,0)	0 (0,0)	2 (100,0)	0 (0,0)	2 (100,0)	2 (100,0)
Infirmier	92 (82,1)	20 (17,9)	112 (100,0)	44 (47,8)	48 (52,2)	92 (100,0)
Sage femme	7 (70,0)	3 (30,0)	10 (100,0)	5 (71,4)	2 (28,6)	7 (100,0)
Total	155 (82,4)	33 (17,6)	188 (100,0)	59 (38,1)	96 (61,9)	155 (100,0)

82,4% des PS ont affirmé avoir déjà été confronté à un effet indésirable et 38,1% avaient notifié l'effet indésirable diagnostiqué.

Tableau XIX : Lieu de déclaration des Effets Indésirables

	Collègue	Délégué	Hiérarchie	Journaux scientifiques	Médecin/ prescripteur	CNPV/ MINSANTE	Total
N (%)	2 (3,4)	11 (18,7)	2 (3,4)	1 (1,7)	42 (71,1)	1 (1,7)	59 (100)

71,1% des déclarations avaient été faites au prescripteur. La proportion des déclarations faites au centre national de pharmacovigilance était de 1,7%.

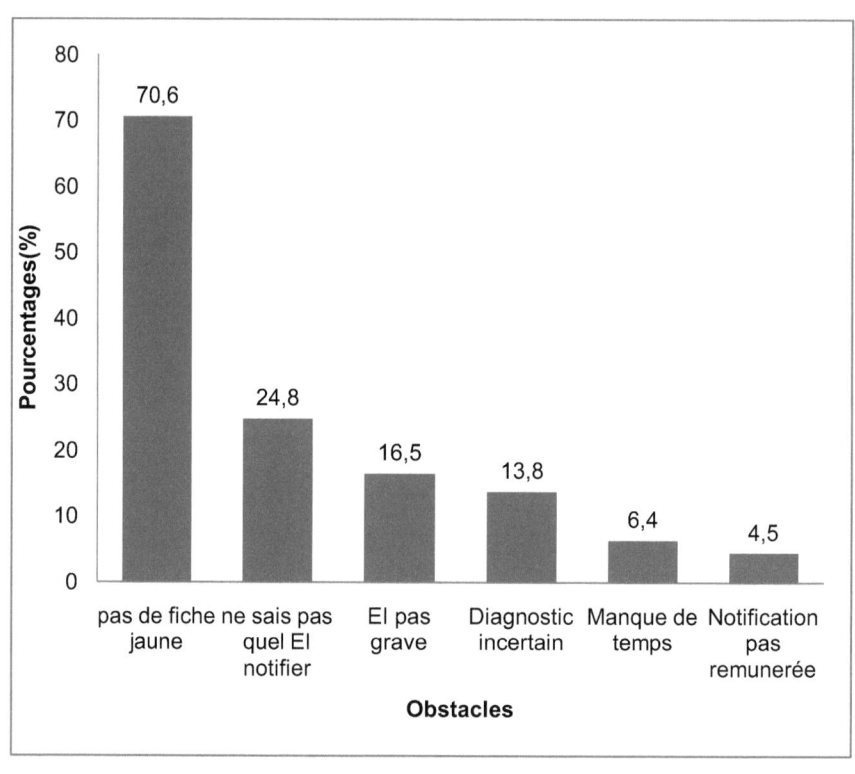

Figure 9 : Principaux obstacles à la notification

Les principales raisons de non notification étaient par ordre de proportion décroissante, l'indisponibilité de la fiche de notification (70,6%), l'ignorance du type d'EI à notifier (24,8%) et la bénignité de l'effet diagnostiqué (16,5%).

4.5 Autres résultats : Mise en œuvre d'un bulletin de pharmacovigilance

Au cours de l'étude, nous avons monté et soumis au MINSANTE, un projet de bulletin de pharmacovigilance. Le bulletin de pharmacovigilance est en effet un outil de liaison entre une structure de pharmacovigilance et les professionnels de santé. C'est un canal d'information et de sensibilisation des parties prenantes sur les activités d'un système de pharmacovigilance.

Ce projet a reçu l'approbation du ministre en charge de la santé publique. Le premier numéro conçu par nous même et produit par le CNPV a déjà été distribué dans quelques structures sanitaires de la ville de Yaoundé et de ses environs sous l'appellation *pharmacovigilance.info, le bulletin de pharmacovigilance du Cameroun* (voir annexe 4).

Chapitre 5 : DISCUSSION

Nous avons voulu évaluer le niveau de connaissance des PS en pharmacovigilance ainsi que leur comportement face à l'activité de notification des effets indésirables médicamenteux. Une étude CAP (Connaissances, Attitudes et Pratiques) est l'un des meilleurs moyens reconnus pour y arriver. Le type d'étude retenu est une étude transversale descriptive à visée analytique.

Nous avons opté pour un questionnaire auto-administrable comme outil principal de récolte de données. L'avantage de cet outil est qu'il minimise le risque d'influence de l'enquêteur sur les réponses de l'enquêté, comparé aux autres méthodes (interview ; entretien…)

Notre enquête a visé les PS de trois hôpitaux de la métropole de Yaoundé soit un hôpital par niveau de la pyramide sanitaire, ainsi que quelques officines. Des 188 praticiens enquêtés, 112 (59,6%) appartenaient au corps des infirmiers. Les médecins, les dentistes et les sages femmes représentaient 26,6%, 1,1% et 5,3% respectivement. Cette répartition reflète la structure du personnel soignant des hôpitaux retenus. En effet, le personnel soignant des hôpitaux est de manière générale, composé de 10 à 30% de médecins, 60 à 80% d'infirmiers et 3 à10% d'autres professions (pharmaciens, laborantins, dentistes…).

La structure de notre échantillon est proche de celle de Yerbanga et al.(31) au Burkina en 1999 lors d'une étude similaire, ainsi que de Palain et al.(32) au Népal en 2010. Par contre, elle est différente de celle de Fadare et al.(33) au Nigéria en 2008 qui avait une prédominance des médecins. Cette différence pourrait s'expliquer par le fait que Fadare et al. avaient pour population source un hôpital tertiaire chargé de l'enseignement avec plus de 40% d'internes.

L'échantillon de travail présente par ailleurs une nette prédominance féminine (sexe ratio homme/femme 3:7). Ceci pourrait s'expliquer par le fait que près de trois quart de cet échantillon appartient au groupe des infirmiers où on note généralement une prédominance du sexe féminin.

La distribution de l'échantillon selon le lieu de travail est proportionnelle au poids de chaque établissement dans la population source.

Nous avons observé un taux de réponse de 62,7% avec une différence statistiquement significative entre les pharmaciens et les autres professions (p = 0,023). Ce taux est proche de celui Agarwal et al, Phigueiras et al (34,35) dans des étude similaires. Par contre, il est différent de ceux observés dans certaines études analogues(32,36,37). Le taux élevé de non réponse (37,3%) est une conséquence de l'approche utilisée dans la collecte des données. En effet, le questionnaire était rempli et remis directement (le même jour) à l'enquêteur. Les pharmaciens d'officine étaient moins disponibles à accepter cette exigence (taux de non réponse >75%). Le refus de participer était constaté au bout de deux rendez-vous non respectés.

Les connaissances sont un ensemble d'informations acquises par des personnes sur une question donnée. En ce qui concerne la notification en pharmacovigilance, cette étude est l'une des premières à évaluer à la fois les connaissances, les attitudes et les pratiques des professionnels de la santé camerounais.

Seuls 47,3% des praticiens étaient au courant de l'activité de notification des EI au Cameroun. Soixante dix-huit participants sur 188 connaissaient l'existence du CNPV. Parmi les PS ayant connaissance du système de notification des EI, on retrouvait environ 54% des médecins. Ce résultat est semblable à celui de DJITAFO et al(38) dans une étude similaire qui avait trouvé 55% de médecin pour la même variable. Par contre, il est différent de celui de Chopra et al. en Inde qui avaient obtenu un taux de réponses affirmatives de 73% chez les médecins(39). Cette différence pourrait s'expliquer par la présence d'un environnement pharmaceutique de loin plus développé que celui du Cameroun.

Soixante trois infirmiers sur cent douze et quatre sages femmes sur dix n'avaient pas connaissance du système de notification des EI. Pourtant, ces groupes professionnels font partie intégrante du système de notification. Ils sont les mieux placés pour alerter les prescripteurs et/ou les différentes structures de surveillance des

EI notamment sur des réactions mineures(3). Les notifications qui émanent des infirmiers sont sans doute analogues à celles qui émanent des médecins(3,40,41).

Plus de 78% des pharmaciens connaissent le CNPV contre 56% des médecins, 32% et 30% pour les infirmiers et les sages-femmes respectivement. Cette différence est probablement dû au fait que ce CNPV est situé au sein de la direction de tutelle des pharmaciens qui n'est autre que la direction de la pharmacie, du médicament et des laboratoires (DPML).

Moins de la moitié (44,7%) des praticiens interrogés indiquaient que tous les PS sont concernés par la notification. L'OMS à travers le centre collaborateur d'Uppsala recommande l'implication de tous les PS (Médecins généralistes ou spécialistes, pharmaciens, dentistes, sages-femmes, infirmiers ainsi que tout autre professionnel de santé, pouvant prescrire ou administrer des médicaments) dans la notification des effets indésirables rencontrés lors de leur pratique(26).

A la question de savoir quelle information doit être notifiée, presque tous les praticiens interrogés indiquaient l'effet indésirable (84,6%). En revanche, moins de 40% pensaient que le manque ou la baisse d'efficacité ainsi que les intoxications médicamenteuses et d'autres problèmes liés à l'utilisation des médicaments doivent aussi être notifiés. Par définition, la pharmacovigilance s'occupe de tous les problèmes liés à l'utilisation des médicaments. « La notification de cas relatifs à un manque d'efficacité ou à un défaut de qualité d'un médicament est particulièrement recommandée quand il existe des problèmes de fabrication, de contrefaçon ou de résistance (cas des antibiotiques) »(26).

Au sujet du type d'effet indésirable à notifier, 44,7% des praticiens pensaient à tout effet indésirable qu'il soit confirmé ou suspecté. Trente pour cent des répondants pensaient que seuls les EI sûres/prouvés doivent être déclarés et seulement 18,6% estiment que les EI mentionnés dans la notice doivent être notifiés. Ces résultats sont semblables à ceux de Fadare et al.(33) dans une étude similaire au Nigeria. Dans les pays où la pharmacovigilance n'est pas encore bien implantée, la déclaration de tout effet indésirable coïncidant avec la prise d'un médicament – connu ou non connu, grave ou bénin - est utile et nécessaire afin de créer une 'culture de notification' permettant le développement du réflexe de déclaration devant toute réaction indésirable suspectée être due à un médicament…(26)

Par ailleurs, le score de connaissance des 4/5 (78,2%) des PS de notre échantillon était faible avec 45 sujets (23,9%) qui présentaient un niveau de connaissance très faible. L'évaluation des connaissances et/ou des attitudes et pratiques des PS en PV de même que les raisons de la sous notification ont fait l'objet de plusieurs études dans le monde (1,32,32,33,36,39,42–45). Nos résultats montrent que les professionnels de santé interrogés présentent un niveau de connaissance relativement bas, comparé au Népal, à la Malaisie ou encore au Nigeria. Les raisons de cet état des choses pourraient être entre autres, une formation insuffisante (formation de base et continue) mais aussi l'absence d'organisation efficace du CNPV(38). En effet, plus d'une décennie après la mise en place de la PV au Cameroun, le CNPV ne disposait pas d'un outil de liaison avec les PS (comme un bulletin de pharmacovigilance par exemple). De plus le Guide de Bonnes Pratiques de Pharmacovigilance au Cameroun (GBPPV) est resté à l'étape de projet depuis sa conception en 2009. On comprend pourquoi, 83% des praticiens enquêtés n'avaient jamais vu la fiche de notification des effets indésirables ou fiche jaune.

Le problème d'insuffisance de la formation quant à lui n'est pas typiquement camerounais. Très peu de médecins sont suffisamment formés à la notification des effets indésirables ; bon nombre d'entre eux n'ont pas appris à présenter efficacement les informations sur les risques liés à l'utilisation des médicaments (3). Les pharmaciens présentaient un niveau de connaissance acceptable dans l'ensemble. Le même constat avait déjà été fait dans plusieurs études similaires(36,38). Ces derniers ont en effet plus de chance d'être exposés à la pharmacovigilance pendant leur parcours professionnalisant de base. Une meilleure organisation du CNPV améliorerait plus rapidement leur niveau de connaissance.

Les professionnels de santé camerounais ont reconnu presqu'à l'unanimité (94,7%) que la notification des EI est nécessaire. De même, neuf praticiens sur dix (91%) pensent que cette activité doit être obligatoire. Cette « bonne » attitude est partagée des autres professionnels de santé qui exercent dans d'autres pays (31,32,35,37,39,42). Le caractère nécessaire voire indispensable de la notification (ou de la pharmacovigilance en général) est souligné plusieurs documents officiels traitant de la pharmacovigilance(3,17,18,26).

La majorité des PS interrogés souhaiteraient, s'ils arrivaient à notifier un EI, recevoir du CNPV la conduite à tenir (62,8%) et/ou recevoir plus de détails sur l'évènement indésirable (39,9%). Dans les deux cas, on note le souhait de recevoir un feed-back lorsqu'une notification est faite. Etant donné que les attitudes sous-tendent les pratiques, il serait judicieux pour le CNPV d'intégrer dans ses stratégies de stimulation de la PV, le retour systématique de l'information au notificateur.

Plus de quatre PS sur cinq (155/188) ont répondu avoir déjà été confronté aux EI, mais seuls 38,1% (N = 155) affirment avoir notifié l'effet indésirable diagnostiqué à des tiers ou au CNPV. Les mêmes habitudes ont été retrouvées chez les PS lors des études similaires(31,39). Notre étude a montré par la même occasion qu'une bonne partie de ces notifications étaient faites par les infirmiers et les sages femmes (pourcentage cumulée : 83,1%). Plus de 25% des infirmiers (N=112) ainsi que 40,0% des sages femmes (N = 10) ont déjà notifié un EI selon la présente étude, contre 16,0% de médecin (N=50). Il existe donc une différence statistiquement significative (p = 0,001) entre les infirmiers et les sages femmes d'une part et les médecins d'autre part. Le même écart a été établi au Nigeria dans une étude analogue : 75% des infirmiers contre 30% des médecins(33).

Les lieux de notification étaient par ordre de fréquence décroissante, le médecin/prescripteur (71,1%) (dont 85,7% des déclarations des infirmiers), les délégués médicaux (18,8%), les collègues (3,4%), la hiérarchie (3,4%). Seules 1,7% des notifications étaient faites au CNPV, ce qui représente un taux de notification de 0,65%. La faible proportion de notifications adressées au CNPV/MINSANTE est un indicateur significatif de la nécessité d'une sensibilisation des PS sur la pharmacovigilance. Au Burkina Faso en 1999, 21% des déclarations étaient faites aux médecins (dont 45,8% des déclarations venant des infirmiers) et 62% aux délégués médicaux contre seulement 5% adressées à la direction des services pharmaceutiques(31).

L'absence de la fiche de notification des effets indésirables (70,4%) et l'ignorance du type d'EI à notifier (24,8%) étaient les principales raisons de non-notification données par les praticiens. La bénignité de l'effet observé et l'incertitude sur le diagnostic représentaient respectivement 16,5% et 13,8% des raisons de non-notification. Au vu de ces résultats, nous pouvons dire que les obstacles à la notification dans le contexte camerounais se retrouvent dans les deux premières catégories de Vallano et al.(28).

Limites de l'étude :

Limite liée à la population source :

- Les hôpitaux sélectionnés bien qu'appartenant à des niveaux différents de la pyramide sanitaire étaient tous dans un même environnement urbain. Les comparaisons faites entre différentes structures pourraient ne pas être le reflet de la réalité.

Limite liée à la structure de l'échantillon :

- Le faible taux de réponse peut mettre en cause la pertinence des résultats de cette étude, notamment chez les pharmaciens

CONCLUSION

Au terme de cette étude dont les objectifs étaient d'évaluer le niveau de connaissance des professionnels de santé en matière notification des EIM, de déterminer les attitudes qui expliquent leur comportement face cette l'activité ainsi que leurs pratiques en matière de notification de EIM, il ressort que :

- Le niveau de connaissance des PS interrogés en notification des EIM était faible ; seuls les pharmaciens disposaient d'un niveau de connaissance assez bon.

- Les professionnels de santé intérrogés sont presqu'unanime sur la nécessité de la notification des EIM et le caractère obligatoire qu'elle doit revêtir. Par ailleurs, ils souhaiteraient recevoir systématiquement un feed-back à chaque fois qu'une notification est faite.

- Le taux de notification était très faible chez les participants (0,65%).

- Les principales raisons de non notification étaient par ordre de proportion décroissante, la non disponibilité de la fiche de notification (70,6%) de fiche de notification, l'ignorance du type d'EI à notifier (24,8%) et la bénignité de l'effet diagnostiqué (16,5%).

Recommandations

Au Ministère de l'enseignement supérieur.

- D'instruire l'insertion d'une unité d'enseignement consacrée à la pharmacovigilance dans les programmes de formation de tous les professionnels de la santé

Au ministère de la Santé Publique
- D'adopter et vulgariser le guide de bonnes pratiques de la PV
- D'organiser des sessions de recyclage des PS en pharmacovigilance

Au Centre National de Pharmacovigilance
- De pérenniser le bulletin de PV, d'en faire un outil de liaison avec les PS de l'ensemble du territoire et les autres acteurs de la PV.
- D'utiliser les médias et les délégués médicaux pour la diffusion des informations relatives à la pharmacovigilance.
- De rendre disponible la fiche jaune dans tous les services de tous les hôpitaux du territoire national.

Aux professionnels de santé
- De notifier au CNPV toute réaction légère, modérée ou grave suspectée être due à un médicament.

Aux chercheurs et aux étudiants en pharmacie
- D'investiguer sur d'autres causes de la sous-notification observée en PV
- D'évaluer l'impact de la sensibilisation initiée au cours de cette étude.

REFERENCES

1. Gurwitz JH, Field TS, Harrold LR, Rothschild J, Debellis K, Seger AC, et al. Incidence and preventability of adverse drug events among older persons in the ambulatory setting. JAMA. 5 mars 2003;289(9):1107-1116.

2. Pharmacies.ma. Tout savoir sur la pharmacie et le médicament au Maroc [Internet]. [cité 14 avr 2014]. Disponible sur: http://pharmacies.ma/pharmacie/reflexion_sur-les_effets_indesirables

3. ISBD. La déclaration de Berlin sur la pharmacovigilance. Rev Prescrire. 2005;2:1-8.

4. Lazarou J, Pomeranz BH, Corey PN. Incidence of adverse drug reactions in hospitalized patients: a meta-analysis of prospective studies. JAMA. 15 avr 1998;279(15):1200-1205.

5. Biron P. La pharmacovigilance de A à Z. Montréal, Département de pharmacologie. sept 1999;1(1):315.

6. AFSSAPS. Recommandation de bonne pratique: Antibiothérapie par voie générale en pratique courante dans les infections respiratoire hautes de l'adulte. SPILF Infectiologie. 2011;10:1-5.

7. The Global fund to Fight AIDS Tuberculosis and Malaria. Distribution of funding after 7 rounds. 2009 janv p. 7. Report No.: 07.

8. Kongkaew C, Noyce PR, Ashcroft DM. Hospital admissions associated with adverse drug reactions: a systematic review of prospective observational studies. Ann Pharmacother. juill 2008;42(7):1017‑1025.

9. SFAR - Prévention des erreurs médicamenteuses en anesthésie (SFAR 2006) [Internet]. [cité 14 avr 2014]. Disponible sur:

ttp://www.sfar.org/article/185/prevention-des-erreurs-medicamenteuses-en-anesthesie-sfar-2006

10. SPS. Soutien aux programmes de pharmacovigilance dans les pays en développement : Une approche systémique Soumis à l'Agence des États-Unis pour le Développement International par le Programme SPS. Mnagement Science for Health. 2009;1:24‑30.

11. Kohn LT, Corrigan JM, Donaldson MS. To err is human: building a safer health system. National Academies Press; 2000. 320 p.

12. ARME pharmacovigilance. pharmaco-épidémiologie. 1998e éd. Dictionnaire de pharmaco-épidemiologie. Bordeaux;

13. Premier ministre chef du gouvernement. Décret N° 98/405/PM du 22 Octobre 1998 fixant les modalités d'homologations des produits pharmaceutiques. 98/405/PM oct 22, 1998.

14. Présidence de la République. Décret N° 2002/209 du 19 Août 2002 portant organisation du Ministère de la Santé Publique. 2002/209 août 19, 2002.

15. DPM. Note de service N° D112-80/NSMSP/SG/DPM/SDNC/SLIP du 05 juin 2003. D112-80/NSMSP/SG/DPM/SDNC/SLIP juin 5, 2003.

16. Présidence de la République. Décret présidentiel No 2013/093 du 03 Avril 2013 portant organisation du ministère de la santé publique. No 2013/093 avr 3, 2013.

17. MINSANTE. Guide de Bonnes Pratiques de Pharmacovigilance au Cameroun. 2013.

18. OCEAC. Lignes directrices sur la pharmacovigilance pour les produits pharmaceutiques à usage humain dans les pays de la Communauté Economique et Monétaire de l'Afrique Centrale (CEMAC). Annexe au Règlement N°03/12-UEAC-OCEAC-CM-SE-2 juin 25, 2013.

19. ICH. Pharmacovigilance Planning (E2E): mise en oeuvre en suisse. Swissmedic Journal. 2006;05:514-515.

20. Edwards IR. The management of adverse drug reactions: from diagnosis to signal. Therapie. déc 2001;56(6):727-733.

21. ICH. PHARMACOVIGILANCE PLANNING E2E.

22. Tavassoli N. Nouvelles méthodes de mesure du risque médicamenteux en pharmacovigilance [These de doctorat de l'université de Toulouse]. [France]: Université Toulouse III-Paul Sabatier; 2010.

23. ICH. E2D Post-Approval Safety Data Management: Definitions and Standards for Expedited Reporting [Internet]. [cité 16 avr 2014]. Disponible sur: http://www.fda.gov/RegulatoryInformation/Guidances/ucm129457.htm

24. Cheng K, Giebaly D, Campbell A, Rumley A, Lowe G. Systemic effects of polymethylmethycrylate in total knee replacement: A prospective case-control study. Bone Joint Res. 2014;3(4):108-116.

25. MONTASTRUC JL, RASCOL O, SENARD JM, PATHAK A, DAMASE-MICHEL C, LAPEYRE-MESTRE M. PHARMACOLOGIE. Lexique de pharmacologie médicale.

26. UMC. SURVEILLANCE de la SÉCURITÉ D'EMPLOI des MÉDICAMENTS : Guide pour la création et le fonctionnement d'un centre de pharmacovigilance. OMS; 2000.

27. Lopez-Gonzalez E, Herdeiro MT, Figueiras A. Determinants of under-reporting of adverse drug reactions: a systematic review. Drug Saf. 2009;32(1):19-31.

28. Vallano A, Cereza G, Pedròs C, Agustí A, Danés I, Aguilera C, et al. Obstacles and solutions for spontaneous reporting of adverse drug reactions in the hospital. Br J Clin Pharmacol. déc 2005;60(6):653-658.

29. Morgan Gendron. Motivations et reticences des medecins generalistes à participer à un travail de pharmacovigilance : A propos d'un projet de réseau [These de doctorat en Médecine]. [Paris, France]: Université Pierre et Marie Curie (Paris 6); 2013.

30. ESSI MJ, Njoya OUDOU. L'Enquête CAP (Connaissances, Attitudes, Pratiques) en Recherche Médicale. Health Sci Dis. juin 2013;14(2):1-3.

31. YERBANGA TEGWENDE M. Etude sur la pratique de la pharmacovigilance au Burkina Faso : état de réalisation à Ouagadougou [These de doctorat en Pharmacie]. [Ouagadougou]: Université de Ouagadougou, Faculté des Sciences de la Santé; 1999.

32. Palaian S, Ibrahim MI, Mishra P. Health professionals' knowledge, attitude and practices towards pharmacovigilance in Nepal. Pharm Pract (Granada). oct 2011;9(4):228-235.

33. Fadare JO, Enwere OO, Afolabi AO, Chedi BAZ, Musa A. Knowledge, attitude and practice of adverse drug reaction reporting among healthcare workers in a tertiary centre in Northern Nigeria. Tropical Journal of Pharmaceutical Research. 2011;10(3).

34. Figueiras A, Tato F, Fontaiñas J, Takkouche B, Gestal-Otero JJ. Physicians' attitudes towards voluntary reporting of adverse drug events. J Eval Clin Pract. nov 2001;7(4):347-354.

35. Agarwal R, Daher AM, Mohd Ismail N. Knowledge, practices and attitudes towards adverse drug reaction reporting by private practitioners from klang valley in malaysia. Malays J Med Sci. mars 2013;20(2):52-61.

36. Irujo M, Beitia G, Bes-Rastrollo M, Figueiras A, Hernández-Díaz S, Lasheras B. Factors that influence under-reporting of suspected adverse drug reactions among community pharmacists in a Spanish region. Drug Saf. 2007;30(11):1073-1082.

37. Herdeiro MT, Figueiras A, Polónia J, Gestal-Otero JJ. Physicians' attitudes and adverse drug reaction reporting : a case-control study in Portugal. Drug Saf. 2005;28(9):825-833.

38. DJITAFO FAH BA, WOUESSIDJEWE D. Etat des lieux de la pharmacovigilance au Cameroun [These de doctorat en Pharmacie]. [Bagangté, Cameroun]: Université Des Montagnes; 2013.

39. Chopra D, Wardhan N, Rehan HS. Knowledge, attitude and practices associated with adverse drug reaction reporting amongst doctors in a teaching hospital. Int J Risk Saf Med. 2011;23(4):227-232.

40. Morrison-Griffiths, Walley, Park. Reporting of adverse drug reactions by nurses. Lancet. 2003;(361):1347-1348.

41. Morrison-Griffiths S, Pirmohammd M. Specialist nurse reporting of adverse drug reactions. Profess Nurse. 2000;(15):300-304.

42. Prakasam A, Nidamanuri A, Kumar S. Knowledge, perception and practice of pharmacovigilance among community pharmacists in South India. Pharm Pract (Granada). oct 2012;10(4):222-226.

43. Kamtane RA, Jayawardhani V. Knowledge, attitude and perception of physicians towards adverse drug reaction(ADR) reporting : a pharmacoepidemiological study. Asian Journal of Pharmaceutical & Clinical Research. juill 2012;5(3):210-214.

44. Oshikoya KA, Awobusuyi JO. Perceptions of doctors to adverse drug reaction reporting in a teaching hospital in Lagos, Nigeria. BMC Clin Pharmacol. 2009;9:14.

45. John LJ, Arifulla M, Cheriathu J, Sreedharan J. Reporting of Adverse Drug Reactions: a study among Clinicians. Journal of Applied Pharmaceutical Science. 2012;2(6).

ANNEXES

Annexe 1 Questionnaire

> EVALUATION DES CONNAISSANCES ATTITUDES ET PRATIQUES DES PROFESSIONNELS DE SANTE SUR LA NOTIFICATION DES EVENEMENTS INDESIRABLES MEDICAMENTEUX

Identification

Sexe : ☐ M   ☐ F

Profession : ☐ Médecin généraliste ☐ Médecin spécialiste. Année………
☐ Pharmacien ☐ Dentiste
☐ Sage-femme ☐ Technicien supérieur
☐ Infirmier ☐ Autres (préciser svp)………………..

Hôpital/structure……………………………………….**Service :**…………………………

Année d'obtention du diplôme………………………………………………………………

Ecole de formation…………………………………**Pays**………………………………….

1. Connaissez-vous l'existence de l'activité de notification des évènements indésirables (EIM) au Cameroun ?
   ☐ OUI   ☐ NON
2. Connaissez-vous l'existence du Système National Pharmacovigilance/Centre National de Pharmacovigilance du Cameroun ?
   ☐ Oui   ☐ Non

3. Qui est concerné par la notification ?
   ☐ Médecin traitant   ☐ Pharmacien qui a vendu le médicament
   ☐ Infirmier/sages-femmes   ☐ Patient   ☐ Délégué médical
   ☐ Tous les précédents ☐ Autres (préciser svp) …………………………….

4. Laquelle de ces informations doit être notifiée
   ☐ Effet indésirable   ☐ Intoxications médicamenteuses
   ☐ Manque/Baisse d'efficacité   ☐ Erreurs médicamenteuses
   ☐ Médicament de mauvaise qualité   ☐ Aucune idée

5. Connaissez-vous les modalités de notification ?
   ☐ OUI   ☐ NON
6. Avez-vous déjà vu la fiche de notification des effets indésirables (ou fiche jaune) ?
   ☐ Oui   ☐ Non

7. Quel(s) effet(s) indésirable(s) (EI) doit (doivent) être notifié(s) selon vous ?
   - ☐ EI sûre (prouvé)
   - ☐ Tout EI même suspecté
   - ☐ EI grave
   - ☐ EI non mentionné dans la notice
   - ☐ EI mentionné dans la notice

8. Connaissez-vous le circuit de notification dans l'hôpital et hors de l'hôpital ?
   - ☐ OUI   ☐ NON

9. D'après vous la notification des EIM est-elle nécessaire ?
   - ☐ OUI   ☐ NON   ☐ AUCUNE IDEE

10. Doit-elle être   ☐ obligatoire ? ou   ☐ volontaires ?

11. Qui devrait (devraient) notifier selon vous ?
    - ☐ Médecin traitant   ☐ Pharmacien qui a vendu le médicament
    - ☐ Infirmier/sages-femmes   ☐ Patient   ☐ Délégué médical
    - ☐ Tous les précédents   ☐ Autres (préciser svp) …………………………………

12. Quelles seraient vos attentes si vous notifiez un effet indésirable (EI) ?
    - ☐ Informations sur l'événement indésirable   ☐ Alerte sanitaire
    - ☐ Retrait du produit   ☐ Modification de la notice
    - ☐ Recevoir du centre national de pharmacovigilance (CNPV) la Conduite à tenir devant cet événement indésirable
    - ☐ Autres (préciser svp)………………………………………………

13. D'où obtenez-vous les informations sur les mises à jour des EI des médicaments que vous utilisez?
    - ☐ Notice   ☐ Internet   ☐ Livres   ☐ Media
    - ☐ MINSANTE   ☐ Délégués médicaux   ☐ Autres…………………………

14. Avez-vous déjà eu à notifier un effet indésirable ?   ☐ OUI   ☐ NON
15. Avez-vous déjà été confronté à un effet indésirable (EI) ?   ☐ OUI   ☐ NON
    Si non, stop !
16. L'avez-vous notifié ?   ☐ OUI   A qui ?………………………………………
    ☐ NON   si non allez à la question suivante
17. Pourquoi n'avez-vous pas notifié ?
    - ☐ Diagnostic incertain
    - ☐ La notification n'est pas rémunérée
    - ☐ Pas de fiche de notification
    - ☐ Difficulté à remplir la fiche jaune
    - ☐ Effet indésirables (EI) pas grave
    - ☐ Ne sais pas quel type d'effet indésirable (EI) notifier
    - ☐ Respect de la vie privée du patient
    - ☐ Manque de temps

Annexe 2 : Formulaire de consentement éclairé

Titre du projet de recherche

« Connaissances, attitudes et pratiques des professionnels de santé sur la notification en pharmacovigilance».

⚕ Investigateur principal
Mr DJOUSSE NGNIMPA Christian

⚕ Numéro d'autorisation de comité Nationale d'éthique………………..

⚕ Objectif général de la recherche
Evaluer le besoin éducationnel des professionnels de santé en matière de notification des évènements indésirables médicamenteux.

⚕ Procédure
Il s'agit d'une enquête. Si vous acceptez d'y participer, il vous suffira de remplir vous-même (sans l'aide d'un tiers) le questionnaire et de le remettre à l'investigateur le même jour que vous l'aurez reçu.

⚕ Bénéfices
Meilleure gestion des effets indésirables des médicaments

Participation à l'usage rationnelle des médicaments

Amélioration de la prise en charge pharmaco thérapeutique de vos patients

✤ **Risques et inconfort**

Aucun inconvénient majeur ni inconfort ne sera relevé par le participant, si ce n'est le temps à prendre pour remplir le questionnaire. Cette étude est dépourvue de toute toxicité.

✤ **Confidentialité**
- ✓ Les fiches de collecte des données sont codifiées pour garder l'anonymat du participant.
- ✓ Chaque consentement est recueilli auprès de chaque participant et dans un cadre restreint impliquant uniquement l'investigateur et le professionnel de santé.

✤ **Caractère volontaire de la participation**

Nous déclarons que la participation à cette étude est volontaire, et que le refus de participer n'entraînera aucune conséquence ou perte d'avantages auxquels le participant à droit. De plus le participant peut suspendre à tout moment sa participation à l'étude sans que cela puisse lui causer un préjudice quelconque.

✤ **Personnes à contacter en cas de besoin**

➢ **L'investigateur principal**

Mr DJOUSSE NGNIMPA Christian

Etudiante en 7ᵉ Année de pharmacie

Email : chrisdn23@yahoo.fr

christiandjousse@gmail.com

Tél. : (237) 74 90 02 68

(237) 96 12 07 42

➢ **Le co-directeur de thèse**

Mr NDIKUM Valentine

Médecin, enseignant à la FMSB

Email : ndikumvn@yahoo.fr

Tél : (237) 70 10 01 21

- **Nom du participant**..
....

- **Consentement du participant**
....
....
....

Fait le ..../.............../20....

Signature de **Signature du participant**

L'investigateur

Christian DJOUSSE

Annexe 3 : Fiche jaune

REPUBLIQUE DU CAMEROUN
Paix – Travail - Patrie

MINISTERE DE LA SANTE PUBLIQUE

REPUBLIC OF CAMEROON
Peace – Work - Fatherland

MINISTRY OF PUBLIC HEALTH

Form for reporting adverse drug reaction(s) likely due to a drug or health product used by humans
To be filled and returned to the provincial drug monitoring centre and to the Department of Pharmacy and Drugs.
Fax : 00 237 22 13 27 55
E-mail : pharmacovigilance_cam@yahoo.fr

PATIENT TREATED :	Name (1rst 3 letters): _____ Given name (1rst 3 letters): _____ Sex: .... Age: .... Weight: .... Height: .... Address: .... Region: .... HD: .... HC:	If new -born, Product taken : By the patient : ☐ By breastfeeding : ☐ By mother during pregnancy : ☐ (specify the trimester) :

History/Favourable factors: Pregnancy ☐   Alcoholism ☐   Hepathopathy ☐   Allergy ☐
Nephropathy ☐   Tobacco addiction ☐   Others (specify) ☐

SUSPICIOUS MEDICATIONS (Including vaccines, solvents and herbal medecines) :

N°	Name	Manufacturer	Batch N°.	Expiry date	Method of administration	Dosage	INDICATION/ Aim of treatment	DURATION OF TREATMENT	
								Start	End
1									
2									

ASSOCIATED PRODUCTS (Including vaccines, solvents and herbal medecines) :

N°	Name	Manufacturer	Batch N°.	Expiry date	Method of administration	Dosage	INDICATION/ Aim of treatment	DURATION OF TREATMENT	
								Start	End
1									
2									
3									

Has one or more products been stopped ?   Has one or more products re-introduced ?
Yes ☐   No ☐   No information ☐   Yes ☐   No ☐   No information ☐
If so which :
Did reaction disappear after stopping? ☐   If so, did reaction reappear?
Yes ☐   No ☐   No information ☐   Yes ☐   No ☐   No information ☐

ADVERSE REACTION:

DATE OF OCCURRENCE	DURATION AND REACTION	SERIOUSNESS	EVOLUTION
		☐ Hospitalisation or prolongation of hospitalisation	☐ Healing without after-effects
		☐ Incapacity or permanent invalidity	☐ Death induced by reaction
		☐ Involvement of vital prognosis	☐ Death unrelated to reaction
		☐ Death	☐ Subject yet to recover
			☐ Healing with after-effects
			☐ Death contributed to by reaction
			☐ Unknown

NATURE AND DESCRIPTION OF ADVERSE REACTION : (Continue overleaf if necessary)

REPORTER :
Surname and given name : ....
☐ Medical doctor   ☐ Pharmacist   ☐ Dentist   ☐ Midwife   ☐ Nurse   ☐ Others (specify)
Speciality (specify)..................
Adress :

FOR ANY PRODUCT : specify the place of purchase (Pharmacy ❑ health unit ❑ street or market ❑)

FOR VACCINES : specify :- place of immunization
- injection site (ex : Left hand= LH)

FOR HERBAL MEDECINES : Specify the part used (root ❑ bark ❑ leaf ❑ flower ❑

Any health worker having observed a serious adverse or unexpected reaction likely to be caused by a drug or health product used by humans, whether it is prescribed, dispensed or not, must report it immediately to the provincial drug monitoring centre and to the Department of Pharmacy and Drugs./-

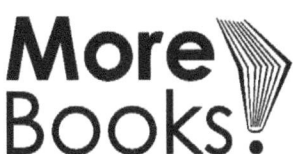
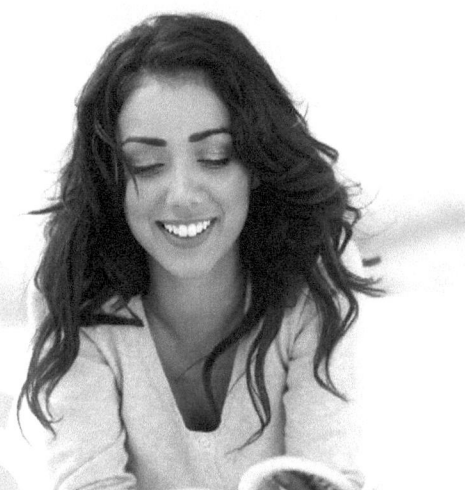

I want morebooks!

Buy your books fast and straightforward online - at one of the world's fastest growing online book stores! Environmentally sound due to Print-on-Demand technologies.

Buy your books online at
www.get-morebooks.com

Achetez vos livres en ligne, vite et bien, sur l'une des librairies en ligne les plus performantes au monde!
En protégeant nos ressources et notre environnement grâce à l'impression à la demande.

La librairie en ligne pour acheter plus vite
www.morebooks.fr

SIA OmniScriptum Publishing
Brivibas gatve 1 97
LV-103 9 Riga, Latvia
Telefax: +371 68620455

info@omniscriptum.com
www.omniscriptum.com

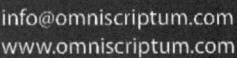
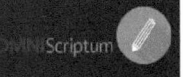

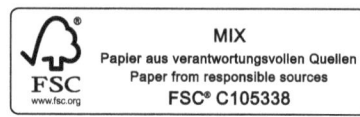

Printed by Books on Demand GmbH, Norderstedt / Germany